Karoline Postlmayr · Natürlich lebenswert

Karoline Postlmayr

Natürlich lebenswert

mit Heilkräutern und Selbstverantwortung

ENNSTHALER VERLAG STEYR

Erklärung
Die in diesem Buch angeführten Vorstellungen, Vorschläge und Therapiemethoden sind nicht als Ersatz für eine professionelle medizinische oder therapeutische Behandlung gedacht. Jede Anwendung der in diesem Buch angeführten Ratschläge geschieht nach alleinigem Gutdünken des Lesers. Autor, Verlag, Berater, Vertreiber, Händler und alle anderen Personen, die mit diesem Buch in Zusammenhang stehen, können weder Haftung noch Verantwortung für eventuelle Folgen übernehmen, die direkt oder indirekt aus den in diesem Buch gegebenen Informationen resultieren oder resultieren sollten.

www.ennsthaler.at

ISBN 978-3-7095-0125-2
Karoline Postlmayr · Natürlich lebenswert

Ennsthaler Gesellschaft m.b.H. & Co KG, 4400 Steyr, Austria
Satz und Umschlaggestaltung: Thomas Traxl & Ennsthaler Verlag
Fotos: Postlmayr; Mario Heim (Seite 49, 93)
Umschlagbild: © borchee / iStockphoto.com
Druck und Bindung: PBtisk a.s., Tschechien

FSC
www.fsc.org
MIX
Paper from responsible sources
FSC® C004378

Inhalt

Was mich zu diesem Buch bewog

Blut ist kein Himbeersaft. Unser Körper, unser Geist und die Seele sind eine wunderbare, kostbare Einheit, die wir achten und pflegen sollten.

Mit diesem Buch möchte ich erinnern an jenen Unfall im Mai 2020, der mich fast das Leben gekostet hätte. Ich möchte es festhalten, weil es wichtig für mich ist. Zugleich soll das Buch eine Hilfestellung sein für Leser, die selbst mit schmerzlichen Situationen, mit Krankheit oder Tod zu kämpfen haben oder belastende Zeiten durchmachen.

Das Buch soll aber vor allem ein Appell sein, das Leben wertzuschätzen und so zu leben, dass wir uns wohlfühlen in unserem Körper, dass wir Krankheiten vorbeugen und achtsam mit unseren Mitmenschen umgehen. Es soll ein Aufruf sein, nicht jedem Trend nachzulaufen und Dinge kritisch zu hinterfragen. Gesund zu sein, zu werden und zu bleiben. Mein Buch soll zum Nachdenken anregen und ein Anstoß dazu sein, bewusst zu leben. Wer etwas verändern will, muss dabei zuerst bei sich selbst anfangen.

Nach meinem Unfall war ich gesundheitlich ganz tief unten. Meine Überlebenschancen waren gering. Auch war die Rede davon, dass ich ein lebenslanger Pflegefall bleiben könnte. Als sich alles zum Guten wendete, flossen Freudentränen.

Unzählige Tränen nässten während meiner Genesung den Boden. Tränen sind kein verborgener Teil von uns. Sie zeigen unsere Hilfsbedürftigkeit, Verletzlichkeit, Trauer, Schmerzen, aber auch Dankbarkeit. Meine Tränen galten auch der demütigen Ehrfurcht vor dem wieder geschenkten Leben und dem Wunderwerk Körper, meiner erfüllten Hoffnung.

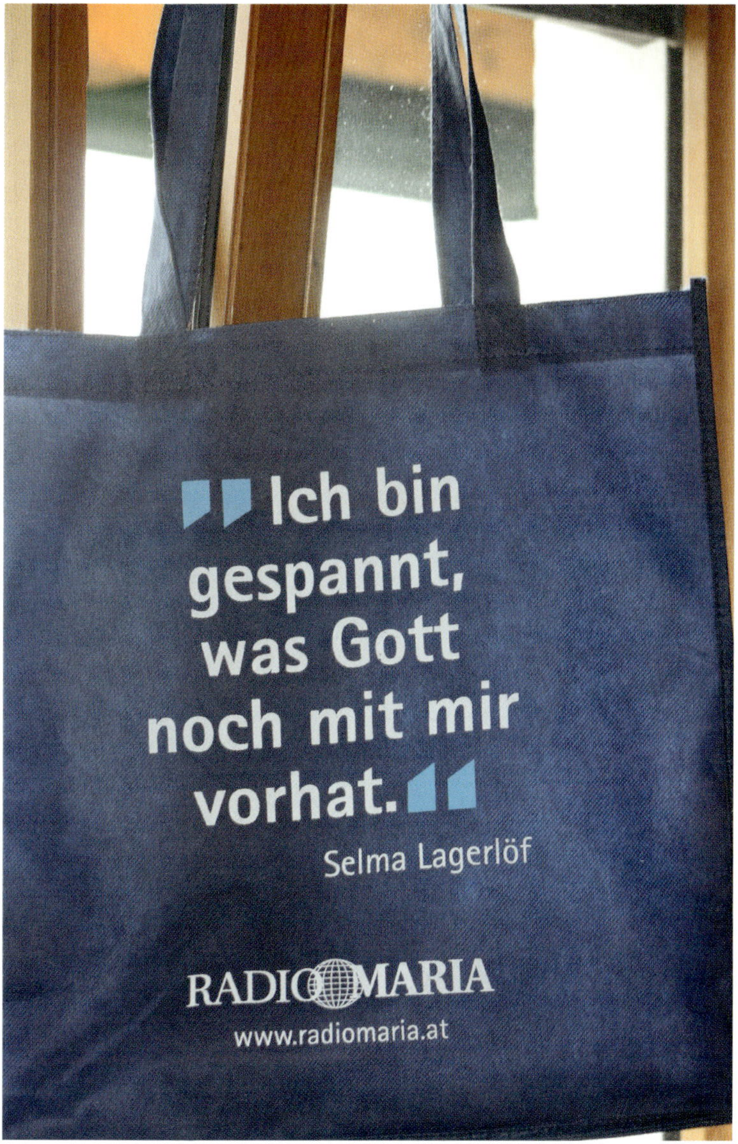
Ich bin gespannt, was Gott noch mit mir vorhat.
Selma Lagerlöf
RADIO MARIA
www.radiomaria.at

Diese Tasche hing am Fenster meines Spitalzimmers, als ich aus dem wochenlangen Tiefschlaf erwachte.

Im Weinen legen wir unser Herz ganz offen, alle menschlichen Empfindungen spiegeln sich in den Tränen wider. Erlösend und kraftspendend laufen die Tränen über die Wangen, man spürt das Salz der Tränenflüssigkeit im Mund. Lassen Sie Ihren Tränen ruhig freien Lauf, es wirkt befreiend.

Viele Situationen im Alltag verlangen Mut. Zeigen Sie auch Mut zur Dankbarkeit, das schenkt Kraft. Denn im Danken liegt Segen. Dankbarkeit, dass man am Leben ist, dankbar, dass andere da sind. Seien Sie selbst ein Mutmacher für andere – und zeigen Sie Humor. Auch Lachen befreit, es schafft Entspannung auf beiden Seiten, selbst oder gerade in traurigen, schwierigen Zeiten. Niemand kann den anderen von Leid und Schmerz befreien, aber er kann ihm Mut machen, alles leichter zu ertragen. Lachen Sie ruhig auch öfter über sich selbst. Trübsal blasen ändert nämlich gar nichts, macht es meist nur schlimmer. Wie sagte doch Karl Valentin schon: »Ich freue mich, wenn es regnet, denn wenn ich mich nicht freue, regnet es auch.«

Als ich im Krankenhaus nach dem Koma ins Leben zurückfand, hing eine Stofftasche – ich weiß nicht, von wem sie stammte – am Fenster. Der Spruch auf der Tasche ermutigte mich tagtäglich und führte auch dazu, dieses Buch zu schreiben. Er wird der schwedischen Schriftstellerin und Nobelpreisträgerin Selma Lagerlöf zugeschrieben und lautet: »Ich bin gespannt, was Gott noch mit mir vorhat.«

In diesem Sinn wünsche ich Ihnen alles Gute, Glück und Gesundheit – Sie können selbst viel dazu beitragen!

Zwischen Leben und Tod

»Das ist nicht mein Leben, ich will wieder zurück!«, war mein erster Gedanke, als ich mich nach vier Wochen auf der Intensivstation das erste Mal wieder im Spiegel sah, kahl geschoren. Das war im Juni 2020. Nun, wenige Monate später, bin ich wieder fast dort, wo ich sein möchte.

Es passierte am Muttertag 2020, als ich durch einen Unfall jäh aus meinem Alltag gerissen wurde. Ich habe keine Erinnerung mehr an diesen Tag, alles ist wie ausgelöscht, ich kenne alles nur aus Erzählungen. Für den Unfall gibt es keine Zeugen, und vermutlich wird er nie aufgeklärt werden.

Ich hatte mit meinem Mann am Vormittag eine kleine Radtour durchs Steyrtal, wo ich auch wohne, unternommen. Zu Mittag wollten wir wieder zu Hause sein – zur Muttertagsfeier mit unseren Kindern. Alles kam anders.

Unweit von zu Hause zog heftiger Regen auf. Während ich vom Rad abstieg, um mich wetterfest zu kleiden, fuhr mein Mann auf meinen Vorschlag voraus nach Hause. Ich komme gleich nach, meinte ich noch. Ich kam nicht, meine Lieben warteten vergeblich.

Von einem Nachbarn, der an der Unfallstelle vorbeigekommen war, erfuhren sie kurz darauf vom schrecklichen Geschehen, vom Einsatz der Polizei und des Rettungshubschraubers.

Zwei Zivildiener hatten mich auf der Straße unter meinem Fahrrad in einer Blutlache gefunden – Schädelbasisbruch, Schulter- und Schlüsselbeinbruch. Sie leisteten Erste Hilfe und alarmierten die Einsatzkräfte.

Hatte mich ein Lenker übersehen? Oder die Kurve geschnitten und mich so erschreckt, dass ich schwer stürzte? Ich werde es vermutlich nie erfahren.

Die Ärzte im Kepler Universitätsklinikum in Linz taten ihr Möglichstes, gaben mir aber nur wenig Chancen. Ich lag im Koma und schwebte 27 Tage in Lebensgefahr, 52 Tage verbrachte ich insgesamt im Spital. Besuche von Familie und Freunden waren – coronabedingt – nicht möglich, es war ein ständiges Hoffen und Bangen um mein Leben.

Am 9. Juni schließlich erwachte ich im Spital, es war der Start in mein neues, zweites Leben.

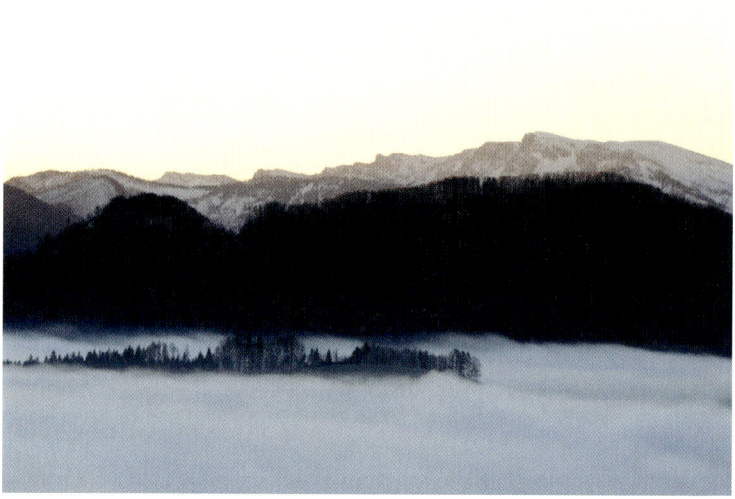

Zeiten der Trauer durchstehen

Es hätte wohl nicht viel gefehlt und ich wäre nicht mehr am Leben. Ich schreibe es der Kunst der Ärzte zu, denen ich herzlich Danke sage, aber auch meiner robusten Natur, meiner einfachen Lebensweise und den Heilkräutern, dass ich wieder so gut und relativ rasch auf die Beine kam.

Nach solch einer Erfahrung macht man sich vermehrt Gedanken über Themen wie Verlust, Trauer und Tod, aber auch über das große Geschenk namens Leben. Dazu ein paar Worte, die ich Ihnen gern mitgeben möchte, die Sie stärken und ermutigen, aber auch zum Nachdenken anregen sollen.

Der Verlust eines lieben Menschen oder der Gesundheit ist ein tief bewegendes Geschehen, eine Herausforderung, die jeden von uns jederzeit unerwartet treffen und auch aus der Bahn werfen kann.

Wenn wir einen geliebten, wichtigen Menschen aus unserem Umfeld verlieren, brauchen wir Zeit für Trauer. Diese Zeit ist notwendig, um unsere schwere innere Not und alle Gefühle, die wir durchleben, wieder zu wenden. Damit die Lebensfreude siegt und Trauer nicht zum Trauma wird. Trauer lässt sich nicht von heute auf morgen bewältigen, sie ist sehr individuell. Jeder sollte sich so viel Zeit nehmen, wie er braucht; und keine Scheu haben, Hilfe in Anspruch zu nehmen, wenn er glaubt, es aus eigener Kraft nicht zu schaffen.

Dunkle Kleidung ist in unserer Kultur ein äußerliches Zeichen dafür, dass wir trauern. Sollte man die Trauerkleidung zu früh ablegen, kann es sein, dass man sich nackt und verletzbar fühlt, weil das Herz noch unter dem Verlustschmerz leidet. Nicht selten wird heutzutage die Zeit der Trauer auch mit Tabletten zugedeckt. Auf diese Weise kann die Trauer nicht richtig ausgelebt werden, Emotionen werden unterdrückt.

Ich ermutige jeden dazu, seine Trauer offen zu zeigen, die Tränen nicht zurückzuhalten, den Verlust ganz bewusst zu durchleben und sich Zeit zu nehmen, bis das Herz den geliebten Menschen in die Arme Gottes entlässt. Dann wird man die Trauerphase überwinden, den Tod als Teil des Lebens akzeptieren und wieder in den Alltag hineinfinden. Die Trauer weicht neuem, hoffnungsvollem Lebensmut.

Dieser einschneidende Prozess der Trauer sollte niemals eingeschränkt oder verdrängt werden. Wer am Grab eines geliebten Menschen steht, ohne Tränen zu weinen, weil er entsprechende Medikamente eingenommen hat, wird mit der Trauer viel länger zu kämpfen haben. Ich selbst empfinde schmerzliche Abschiede herzlicher und leichter erträglich, wenn die trauernden Begräbnisteilnehmer mit mir weinen und ehrliches Mitgefühl zeigen.

Gestatten Sie sich diesen Schmerz, er bringt eine neue Ordnung ins Leben. Wir gehen kraftvoll und zuversichtlich, aber auch dankbar aus der verarbeiteten Phase. Dankbar für das Geschenk des Lebens, seinen unschätzbaren Wert und die Zeit, die uns selbst noch bleibt, um jede Minute zu genießen.

Tee-Empfehlung:
Ein wärmender, nierenstärkender Tee von der Kanadischen Goldrute (oder auch von der Echten Goldrute) mildert nervliche Anspannungen und schafft Erleichterung. Man nimmt einen Teelöffel getrocknetes oder frisches Kraut (Blüten und Stängel), überbrüht es mit einem Viertelliter kochenden Wasser und lässt den Tee zehn Minuten ziehen.

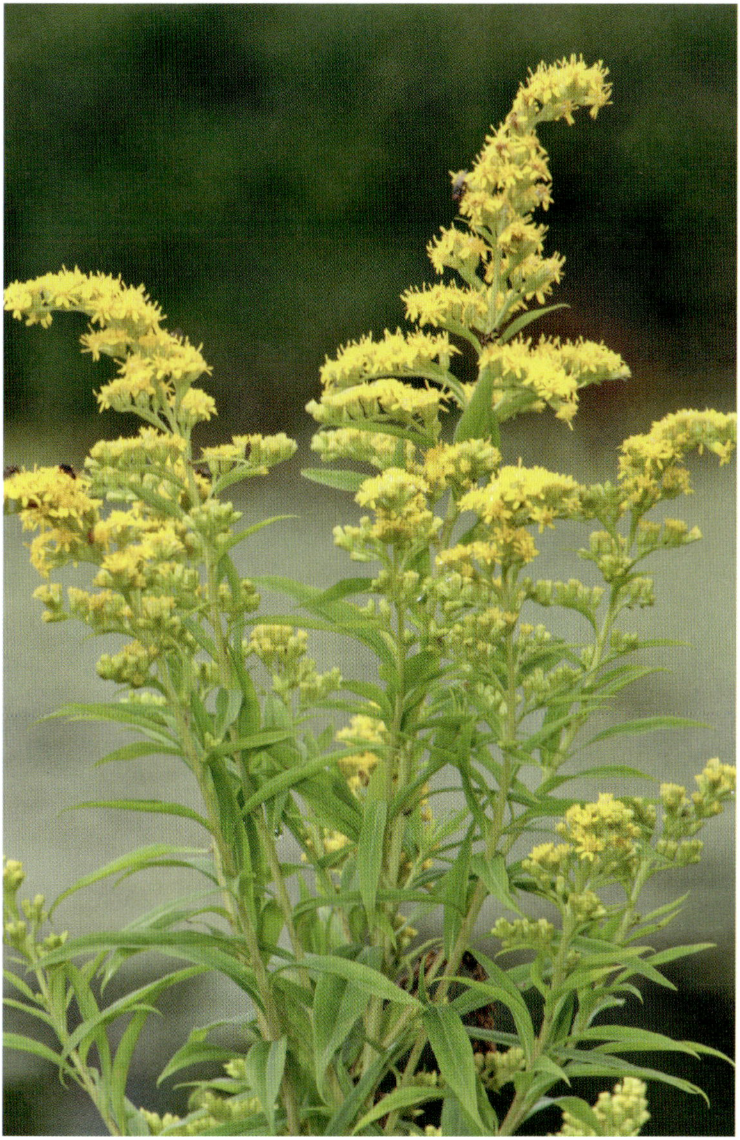

Schon ihr Anblick wirkt beruhigend: Die schöne Kanadische Goldrute wirkt entzündungshemmend, krampflösend, reinigend.

Verlust der Gesundheit

Eine andere Form von Trauer durchlebt man beim Verlust der Gesundheit, seien es ernsthafte Krankheiten oder nur kleine Wehwehchen oder Schrammen. In jedem Fall begleiten uns dabei die Hoffnung und der sehnliche Wunsch nach baldiger Genesung.

Was die wenigsten Betroffenen ahnen oder glauben würden: Hinter schweren Zeiten und Herausforderungen verbirgt sich oft ein neuer Weg, ein Schatz, der noch tief vergraben ist und erst langsam ans Tageslicht kommt. Neue Sichtweisen tun sich auf, ein dankbares Empfinden. Gutes, Schönes und Wahres beginnen aufzuleuchten wie ein wärmender Sonnenschein im Frühling nach einem kalten Winter.

Mein Unfall hinterließ eine Gesichtslähmung, Taubheit am linken Ohr und einen fehlenden Lidschluss. Das hat mir erst einmal Grenzen gesetzt und tiefe Verzweiflung in mir geschürt. Es dauert eine Zeit lang, bis ich diesen Ist-Zustand erfasste und akzeptierte, er bescherte mir jedoch einen neuen Ausgangspunkt in meinem Leben. Ich lebe mit neuer Hoffnung und dankbarer Freude. Mir wurde einmal mehr bewusst, welches Wunderwerk unser Körper ist und dass wir Verantwortung für ihn, für uns tragen.

Ich merkte auch, dass es nicht zielführend ist, dem Vergangenen und Unwiederbringlichen nachzutrauern oder unrealistische Zukunftserwartungen zu hegen. Diese Erkenntnis bringt einerseits Erleichterung, andererseits stellt sich immer wieder die Frage: Was mache ich am besten aus meiner Situation? Was kann ich tun, um jetzt, genau in dieser Stunde, heute, morgen und an jedem Tag meinen Organismus bei der neuen, gewaltigen Herausforderung, beim Heilungsprozess zu unterstützen? Wie kann ich Gesundheit und Wohlbefinden zurückerlangen?

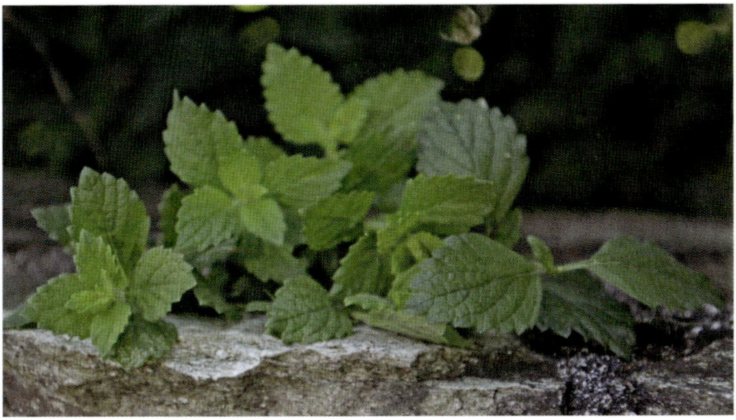

Die Zitronenmelisse sorgt für Entspannung, ob als Tee, geschnitten in Salaten, Aufstrichen, Eintöpfen oder als essbare Dessertdekoration.

Eine alte Weisheit besagt: Gesundheit ist mehr als nur die Abwesenheit von Krankheit. Lebensfreude und Zufriedenheit oder innere Balance gehören ebenso dazu. Ich kenne Kranke, die mit ihrer Krankheit leben gelernt haben und Glück und Freude ausstrahlen. Umgekehrt gibt es pumperlgesunde Menschen, die unglücklich sein. Gesund ist nur, wer gesund an Körper, Geist und Seele ist.

Um das zu erreichen, um gesund und fit zu bleiben, gibt es viele Methoden und Wege. Jeder hat ein anderes Gesundheitsverständnis, jeder verfolgt andere Ziele in Sachen Ernährung, Bewegung und seelisches Gleichgewicht. Was bedeutet Gesundheit für Sie? Was tun Sie dafür?

Auf den folgenden Seiten werde ich verschiedene Aspekte und Facetten des Gesundheitsverlusts beleuchten, auf die Ursachen eingehen und wie man vorbeugen und wieder zu Gesundheit gelangen kann. Viele Beschwerden und Krankheiten haben wir uns selbst zuzuschreiben – durch unsere Lebensweise mit Überernährung auf der einen und Fehlernährung (ungenügender vitaler Ernährung) auf der anderen Seite, durch Stress und vieles mehr.

Meine Gedanken in diesem Buch sollen eine Hilfestellung sein, wieder bewusster zu leben.

Gesundheit und Wohlbefinden stehen für viele Menschen an oberster Stelle der Wunschliste, sie gilt es zu fördern und zu erhalten. Werden Sie aktiv!

Tee-Empfehlung:
Zitronenmelissentee, Nerventee (fertige Mischung).
Labkraut – getrocknet oder frisch (blüht von Mai bis September). Das Echte Labkraut, duftend und gelb, ist nervenberuhigend, drüsenanregend (bestens für die Schilddrüse), blutreinigend, krampflösend sowie steinlösend für die Niere. Da es sehr gut hautreinigend wirkt, ist es auch in meinem »Blütenbasenbad« vertreten (siehe Kapitel »Das Immunsystem stärken«).

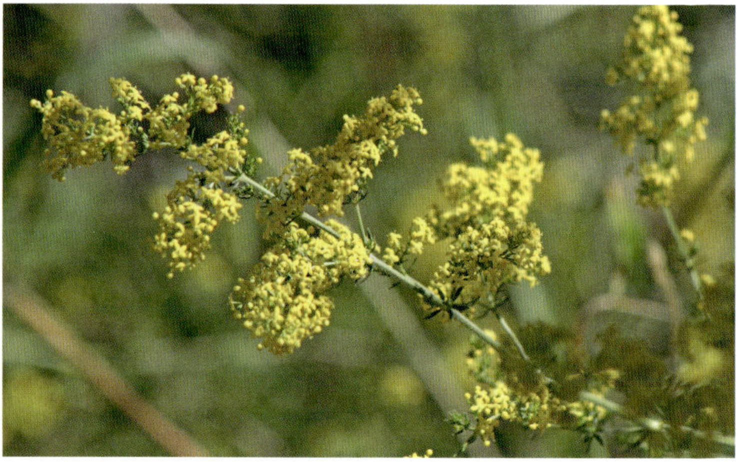

Das Echte Labkraut hat viele positive Auswirkungen auf Körper und Geist. Es wird auch bei Nervenleiden empfohlen.

Angst vor Veränderung

Die Lebensaufgabe besteht darin, im Hier und Jetzt zu leben. Angst und Sorge davor, was denn die Zukunft bringen möge, oder die Last der Vergangenheit lähmen das Jetzt.

Versuchen Sie auch, sich von so manchen alten Gewohnheiten zu trennen. Das Festhalten daran begrenzt das selbstständige Denken. Auch die Gesetzmäßigkeiten unserer Gesellschaft sind oft stark verkrustet, Neues kann nicht hervorbrechen. Das Leben ist dabei nicht im Fluss. Jedes Festhalten verursacht einen Stau. Eine Veränderung passiert durch Loslassen – und oft auch durch Vergebung. Es geht darum, die Probleme anzusprechen, der Angst in die Augen zu schauen anstatt sich in sein Schneckenhaus zurückzuziehen.

Wie wäre es einmal damit: Kritik anhören, mögliche Schuld eingestehen und hinschauen, was aus dem Gleichgewicht geraten ist. Wir haben als Menschen jederzeit die Möglichkeit und die Chance, unsere Gedanken und eingefahrene Abläufe, sei es erziehungsbedingt oder durch gesellschaftliche Zwänge, zu hinterfragen und anders zu beurteilen. Gestehen wir uns diese Beurteilung zu! Die Befreiung ist enorm. Jeder neue Lebensumstand, jeder eingestandene Fehler, jede Einsicht lässt uns wachsen, reifen, dankbarer werden. Es ist Zeit für Veränderung!

In den Phasen meines Lebens, die von Angst, Krankheit und Schmerz gekennzeichnet waren, wie nach meinem Unfall, sind einige wohltuende Hilfestellungen zum Segen und Trost für mich geworden. Ich möchte diese hier beschreiben und Sie ermuntern, diese ebenfalls in schweren Zeiten zu nützen.

Vorbeugen und heilen

- Den Ist-Zustand anerkennen, kein Verdrängen, kein Jammern: Ja, so – und nicht anders – ist es heute. Mache immer das Beste daraus!
- Ein Tagebuch führen und sich buchstäblich alles von der Seele schreiben, zum Beispiel ein Schmerztagebuch, ein Trauertagebuch, ein Grolltagebuch, ein Schuldtagebuch oder ein Ernährungstagebuch, mit allen Auf und Ab im Tageslauf.
- Die Frage für sich beantworten: Wie stelle ich mir Gesundheit vor? Was will ich dafür tun? Überlegen Sie gut und schreiben Sie die Antwort auf, halten Sie sie fest.
- Stellen Sie sich ein Bild vor oder, noch besser, malen Sie selbst eines: Es soll Sie in Ihrer vollen Gesundheit widerspiegeln! Benennen Sie das Bild auch mit einem Titel.
- Wo möchte ich gern sein? Wie möchte ich aussehen? Wann möchte ich wieder die Sonnenstrahlen auf der grünen Wiese oder bei der Almhütte genießen? Ich will alles, sobald sich mein Körper regeneriert hat.
- Unser Körper ist so wunderbar gemacht, deshalb werde ich alle Selbstheilungskräfte nutzen, die mir möglich sind. Alle Anregungen und Therapien, ob vom Arzt, Therapeuten und/oder Naturheilkundigen, unterstützen mich dabei, bringen Lebensfreude mit sich, Erfolgsaussichten, Abwechslung, Ablenkung, kurzum, sie sind ein unerschöpflicher Gesundheitsbrunnen.
- Vertrauen Sie auch auf die Hilfe von oben. Der Glaube gibt mir Kraft, Hoffnung und Zuversicht. In der Bibel, Buch der Psalmen, stehen im Psalm 59,10 die Worte: »Du bist meine Stärke, an dich will ich mich klammern.«

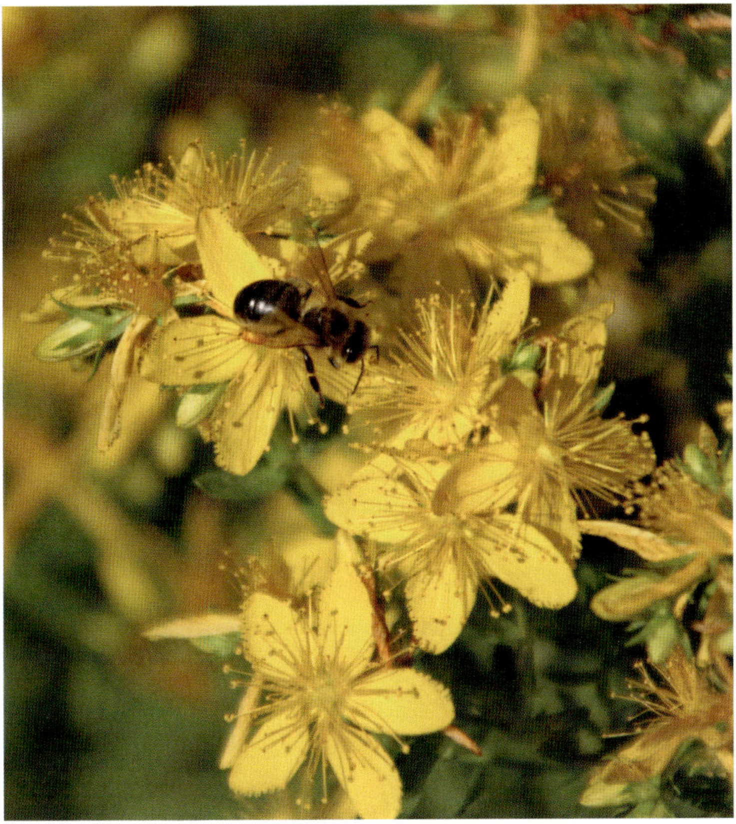

Johanniskraut ist hilfreich bei nervösen Zuständen aller Art.

Tee-Empfehlung:
Johanniskraut, Schafgarbe, Zitronenmelisse. Man kann diese drei Kräuter mischen (je ein Drittel) oder einzeln als Tee aufbrühen.

Die Schmerzen wegatmen

Gegen Schmerzen gibt es kein Allheilmittel. Eine Möglichkeit zur Entspannung und Milderung von Schmerzen bietet die bewusste Atmung. Gegensätzlichkeiten, wie langsames Ein- und Ausatmen, lassen eine gesunde Ruhe zu. Tiefes Einatmen durch die Nase wirkt entspannend.

Diese Methode – langsame, tiefe Atemzüge beim Ein- und Ausatmen – habe ich schon bei verschiedenen schmerzlichen Erfahrungen und auch bei körperlichen Schmerzen erfolgreich angewendet. Sie funktioniert sowohl im Sitzen als auch im Stehen oder Liegen.

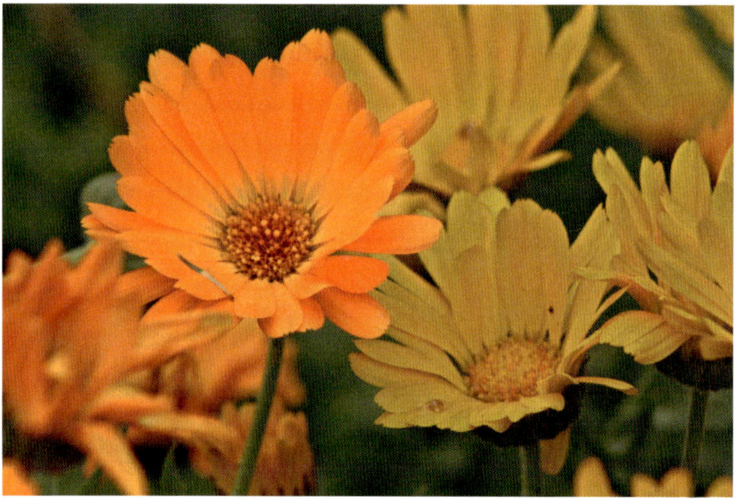

Die Ringelblume wirkt zellerneuernd und entzündungshemmend. Sie eignet sich daher als Creme sehr gut für die Hautpflege und bei offenen Wunden.

Am einfachsten ist es, beim Atmen eine Hand auf den Bauch zu legen. Wenn die Luft beim Einatmen den Bauchraum füllt, spürt man, wie sich die Hand nach oben bewegt. Bereits damit zieht Ruhe in Körper und Geist ein. Beim langsamen Ausatmen durch den Mund verstärkt sich das Wohlgefühl. Diese bewusste Form der Atmung hilft als erste Maßnahme in Situationen, wo Angst, Stress, Kummer und Sorgen uns quälen und die Lebensfreude rauben wollen.

Ich wende beim bewussten Atmen einen einfachen Trick an, um die Schmerzen rascher in den Griff zu bekommen. Er besteht darin, den tiefen Atemzug beim Einatmen bewusst an die schmerzende Stelle zu atmen. Beim anschließenden Ausatmen wird der Schmerz ganz langsam durch den Mund »weggeblasen«. Ich wiederhole diese Vorgangsweise ein paarmal.

Eine weitere Übung, die wohltut und vom Schmerz ablenkt: Verfolgen Sie den Weg der Atemluft durch den Körper. Machen Sie mit tiefen Atemzügen eine Reise durch Ihren Körper. Konzentrieren Sie sich dabei auf das bewusste Hinführen des Atems in alle Körperregionen. Beginnen Sie beim Kopf und allen Sinnesorganen. Führen Sie den Atem weiter zu den Verdauungsorganen, von den Zähnen beginnend, in die Speiseröhre, in den Magen und Darm bis in die Ausscheidungsorgane. Dankbare Erleichterung ist spürbar, dass der Körper die Atemfunktionen so erstklassig erfüllt. Ohne Atmung kein Leben.

Die Reise durch das atmende Ich führt weiter zum Herzen. Es ist immer wieder erfüllend, den Herzschlag mit jedem Atemzug zu spüren. Neben der Lunge zählen auch die Niere und die Leber zu den Hauptakteuren auf dieser Reise. Auch sie sollten liebevolle Zuwendung durch bewusste Atemzüge erhalten. Weiter geht es zum Knochengerüst. Vom ersten Halswirbel beginnend bis zu den Finger- und Zehenspitzen sollte man die Atem-Reise durch den Körper bewusst genießen. Der Lohn: dankbare Lebensfreude und ein leichteres Loslassen von Beschwerlichem.

In diesem Sinn: Atmen Sie öfter mal tief durch!

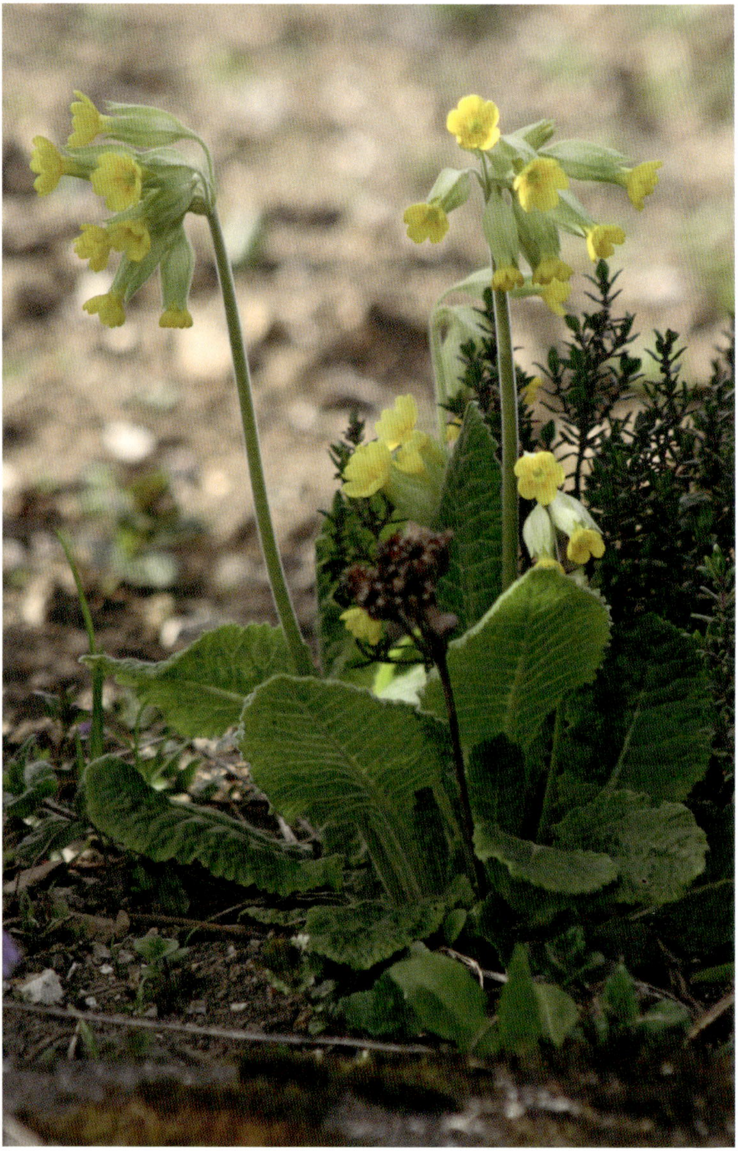

Die Schlüsselblume hilft innerlich und äußerlich bei verschiedenartigen Schmerzen, Nervenschmerzen und Krämpfen.

Bei Schmerzen verschiedener Art greife ich natürlich auch zu meinen altbewährten Hausmitteln. Auf diese setzte ich auch im Spital nach meinem schweren Radunfall. Es war nicht leicht, die Ärzte davon zu überzeugen, dass ich weder die obligaten Schmerz- und Schlafmittel noch Antidepressiva einnehmen wollte. Diese Medikamente werden den Patienten in vielen Fällen meist ohne langes Nachfragen verabreicht. Bei mir verursachten sie jedenfalls einen ordentlichen »Hangover«, einen ziemlich schweren Kopf, ich war ja keine Chemie oder Medikamente gewohnt.

Vorbeugen und heilen

- Schmerzende Stellen massiere ich wiederholt und mit tiefgehender Wirkung mit Schwedenbitterbalsam ein. Ich verwende ihn auch für die Narbenpflege.
- Ein Esslöffel Schwedenbitter täglich in einem Glas Wasser unterstützt den Stoffwechsel, die Leber und trägt zu einem starken Immunsystem bei. Wie der Name schon sagt: Der Schwedenbitter ist bitter, aber er stärkt den ganzen Organismus.
- Täglich zwei Häferl Muskel- und Gelenktee geben der Niere wieder frischen Elan.
- Ein Kaffeelöffel Dolomit, zum Beispiel in Joghurt eingerührt, entkrampft und entspannt die Nerven, schützt die Zellen und hilft bei der Reparatur verletzter Muskeln.

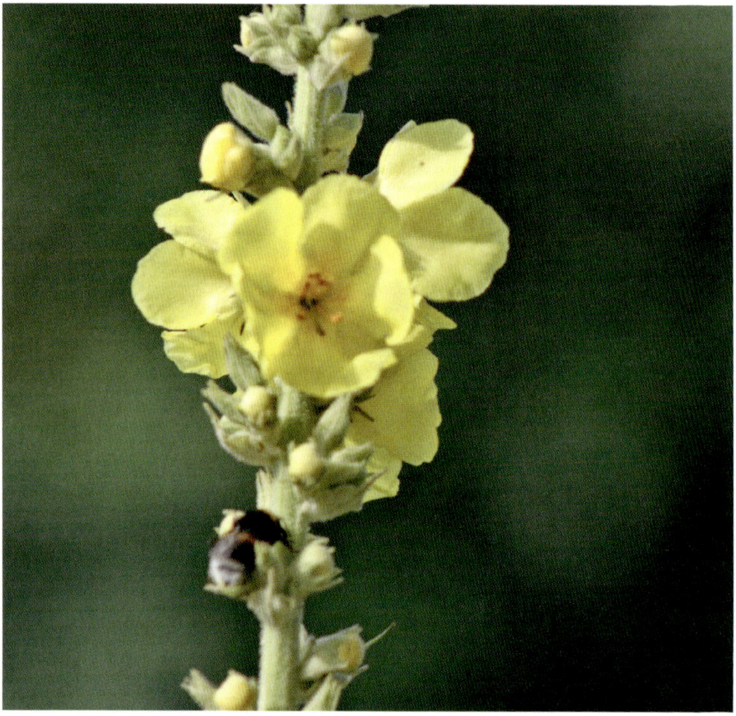

Die Großblütige Königskerze leistet vor allem bei Husten, Erkältung, Halsschmerzen und Heiserkeit als Tee gute Dienste.

Tee-Empfehlung:
Ringelblume, Schlüsselblume, Großblütige Königskerze.

Gut schlafen und ausgeruht erwachen

Die dunkle Nachtzeit sollte man für mindestens sechs und höchstens zehn Stunden zum Schlafen nützen. Es ist herrlich, am Abend so richtig todmüde ins Bett zu fallen, die Augen zu schließen und seelenruhig einzuschlafen, dann bis Sonnenaufgang zu ruhen und sich über den anbrechenden Tag zu freuen. Warum können wir das nicht mehr? Viele der bisher insgesamt knapp 100.000 Besucher bei meinen Vorträgen haben mir ihr Leid über schlaflose Nächte geklagt.

Schlaflosigkeit hat viele verschiedene Gründe. In den meisten Fällen sind es unsere Lebensumstände, die die Qualität des Schlafs beeinflussen. Die Verschiebung der Ruhezeiten durch Schichtarbeit ist sicherlich ein Grund, der sich berufsbedingt aber nicht so leicht ändern lässt. Anders beim Fernsehen. Man bleibt vor dem Patschenkino gern länger hängen, als man eigentlich will. Manche schlafen dabei ein. Dieses Nickerchen lässt uns danach im Bett nicht einschlafen, es raubt die Nachtruhe und die beste Einschlafphase, von der Reizüberflutung gar nicht zu sprechen. Der Schlaf ist ein wichtiger Energielieferant, Körper und Geist regenerieren sich während des Schlafens.

Die Einnahme chemischer Schlafmittel bringt auch keine Lösung für Schlafprobleme, dies drängt uns noch tiefer in die Unzufriedenheit und Abhängigkeit. Die Natur bietet auch hier Abhilfe, denn gegen Unruhe und Schlaflosigkeit sind viele Kräuter gewachsen.

Aber woher rührt unsere Unzufriedenheit? Was fehlt uns, wenn wir diesen Ersatz benötigen? Wir haben doch alles – oder haben wir zu viel? Übermut, Überangebot überall, Überernährung, Berufs- und Freizeitstress, Sorgen, Hektik statt Ruhe, Anspannung statt abschalten, Wert legen auf Äußerlichkeiten, mehr Schein als Sein. Guter Schlaf hängt mit innerer Ruhe und Zufriedenheit zusammen. Hier können wir selbst ansetzen und etwas ändern.

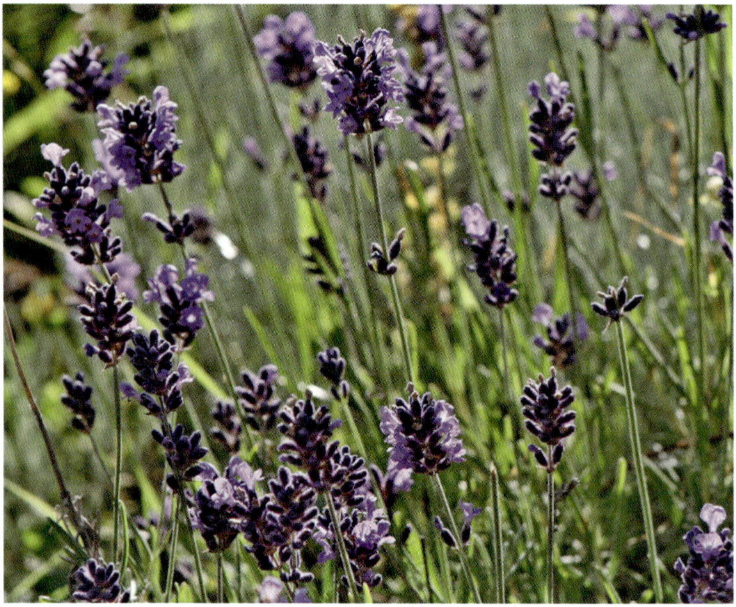

Lavendel, ein klassisches Beruhigungs- und Schlafkraut, ob als Tee oder Kopfkissenfüllung.

Babys, die sich in Geborgenheit wissen, strahlen beim Schlafen einen bezaubernden inneren Frieden aus. Wo sind unsere Geborgenheit und der innere Frieden geblieben? In ganz tiefen Ruhezeiten können Gedanken aus unserem Inneren uns mit Impulsen überraschen, die wir im Stress überhören würden. So lernte ich dankbar im Vertrauen die Verantwortung abzugeben. Als gläubiger Mensch lasse ich mich in die Hand Gottes fallen, kann Angst und Sorgen leichter ablegen. Sein Friede und seine Liebe bringen Ruhe in mein Herz. Ich weiß mich bei ihm gut aufgehoben.

Eine Art von Geborgenheit ist es, ermutigt zu werden und andere zu ermutigen, zu stärken. Mut schenken und schenken lassen, durch ein Wort, eine Geste, eine Tat. Wir können tagtäglich zum Geschenk für unseren Nächsten werden und das bringt Lebensfreude, Erfüllung, Zufriedenheit.

Im Volksmund heißt es auch: »Ein reines Gewissen ist ein sanftes Ruhekissen.« Bemühen wir uns um gute Beziehungen und darum, nicht mit schlechten Gedanken oder zerstritten ins Bett zu gehen. Denken wir doch im Umgang mit anderen kurz nach, bevor wir etwas sagen. Gesagtes lässt sich nicht mehr rückgängig machen. Ist es notwendig, hier und jetzt diese Kritik am anderen auszustoßen, diese Worte zu wählen? Kann ich etwas auch anders ausdrücken, ohne den anderen vielleicht zu verletzen oder vor den Kopf zu stoßen? Das Positive hervorkehren, freundliche Worte finden. Mein Tipp: Kurz innehalten und denken, dann reden.

Vorbeugen und heilen

- Mit einem Kaffeelöffel Dolomit und einem speziellen Schlaftee helfe ich bei quälender Schlaflosigkeit nach.
- Freude an der Bewegung spüren und mit anderen teilen. Ich empfehle leichten Sport oder einen regelmäßigen Abendspaziergang, um zur Ruhe zu kommen und abzuschalten. Am besten mit einem geliebten Menschen und ohne hektische, aufwühlende Gespräche.

Tee-Empfehlung:

Gegen Schlafstörungen und Unruhezustände gibt es hilfreiche Heilpflanzen, wie etwa Lavendel: 2 Teelöffel voll Blüten mit einem Viertelliter kochenden Wasser übergießen und fünf Minuten ziehen lassen.

Die (Zitronen-)Melisse gilt seit alters her als »Heilmittel für den Kopf«. Zum Abendbrot trinke ich gern mal einen Melissentee: 3 Teelöffel Blätter mit einem Viertelliter kochenden Wasser überbrühen und zehn Minuten ziehen lassen. Etwas abkühlen lassen und auf Wunsch mit Honig süßen.

Auch Baldrian, Hopfen sowie mein Schlaftee, eine Kräutermischung, tragen zur abendlichen Beruhigung bei und helfen ins Reich der Träume zu gleiten.

Ein besonderer Tipp: 1 Teelöffel Dolomit in ein Glas warme Milch einrühren und knapp vor dem Zubettgehen genießen.

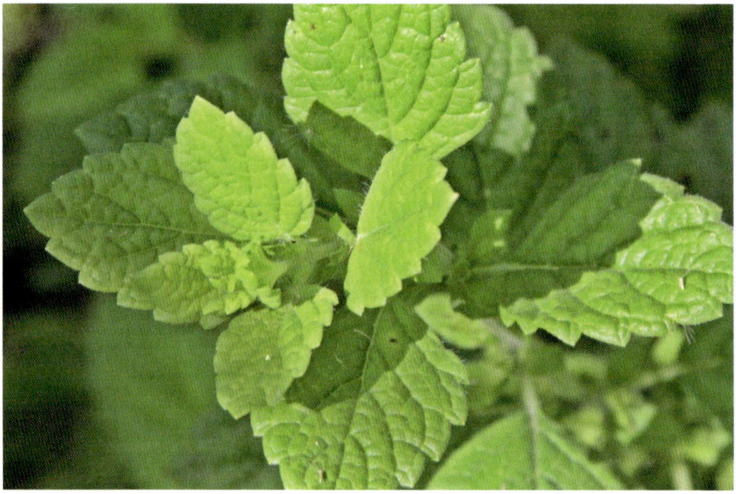

Die Melisse wird ab dem Frühling gesammelt, immer wenn sie keine Blüten trägt. Zu diesem Zeitpunkt ist ihr Gehalt an ätherischen Ölen am höchsten.

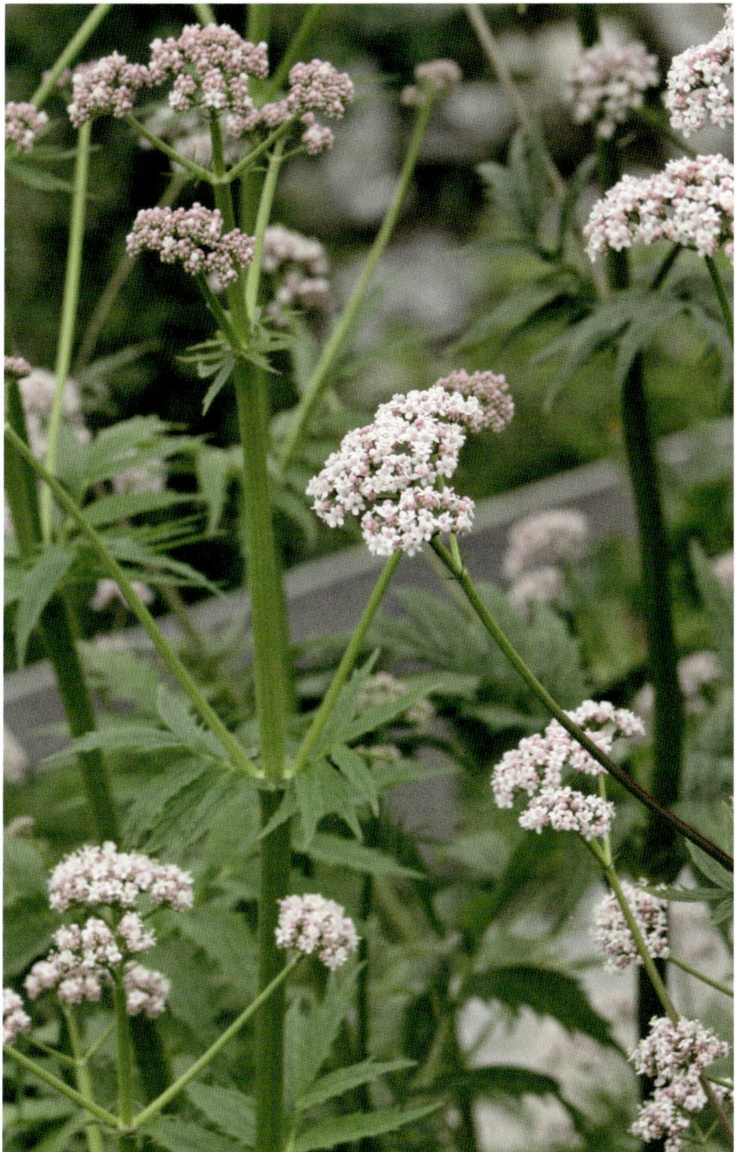

Baldrian beruhigt und hilft beim Einschlafen.

Verdrängung, Hoffnung und Vergebung

Gleich mal vorweg: Es bringt nichts, etwas zu verdrängen. Beim Verdrängen sind wir Menschen ja besonders erfinderisch. Wir kleben ein buntes Pflaster über etwas Unangenehmes, denn die bunten Farben lenken ab. Aber darunter eitert es weiter. Lange Zeit eitert es weiter. Die Zeit heilt Wunden, wurde uns als Kindern vorgesprochen. Jedoch schreien das Unangenehme, das Übel, die Angst, die Kränkung, der Schmerz, die Ungerechtigkeit, die Beleidigung nach Freilassung. Geben wir ihnen die befreiende Chance! Auch hier gilt, was ich schon erwähnt habe: Wer etwas ändern will, muss bei sich selbst anfangen.

Schwierigkeiten sind auf den ersten Blick immer unbeliebt und abschreckend, doch stecken darin auch viele Möglichkeiten zur Veränderung. Dieses Potenzial gilt es zu erkennen und zu nutzen. Das Wörtchen »nicht« kennt unser Unterbewusstsein nicht. Üben Sie sich in positiven Gedanken und finden Sie auch in Ihrer Ausdrucksweise vorzugsweise positive, bekräftigende Formulierungen.

Wollen Sie etwas verändern, empfehle ich eine »innere Unabhängigkeitserklärung« an die Vergangenheit. Trennen Sie sich von alten Glaubenssätzen, denken Sie neue Wege an. Ein erfolgversprechender Anfang ist, die Gedanken und Ideen auf Papier festzuhalten.

Die Hoffnung, etwas Geschehenes aus der Vergangenheit würde sich selbst heilen oder erledigen, ist meist eine Illusion. Geht es um Schuld oder fehlerhaftes Verhalten, sollten wir uns auch selbst vergeben. Es wirkt befreiend, dass wir jederzeit neu beginnen dürfen. Statt zu streng mit uns selbst ins Gericht zu gehen, sollten wir uns selbst mehr lieben und achten. Diese Selbstliebe kann man durch tägliche Übung lernen: Seien Sie gut und nachsichtig mit sich selbst. Loben Sie sich und tun Sie sich etwas Gutes. Freuen Sie sich über Kleinigkeiten.

Nur wer sich selbst liebt, kann auch andere lieben. Und wer liebt, kann vergeben und verzeihen. Der englische Dichter William Blake schrieb: »Es ist wie ein Giftbaum, der in der Seele des Menschen steht, wenn er nicht verzeihen kann und verbittert ist. Er verseucht die ganze Seele und das ganze Leben.«

Vergebung ist von großer Bedeutung für die innere Ordnung, damit lässt sich Ruhe für unser Innen und Außen herbeiführen. Es mag viel Kraft und Überwindung kosten, aber es ist nie zu spät. Man muss es nur wirklich wollen. Wir haben es in der Hand, für den Frieden in unserem Herzen zu sorgen, egal wie stürmisch die Zeiten auf uns hereinbrechen.

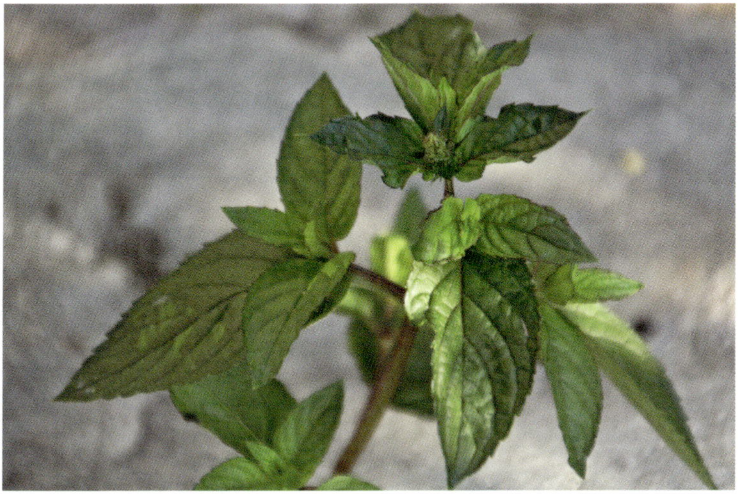

Die beliebte Pfefferminze erfrischt und kühlt. Ihre Wirkstoffe beruhigen die Nerven.

Vorbeugen und heilen

- Wer vergibt, zeigt innere Größe. Solange Hass und Groll in uns wüten, haben wir keinen inneren Frieden und keine Ruhe. Was belastet mich mehr? Wie soll es weitergehen? Diese Fragen sollte sich jeder stellen. Unversöhnt nebeneinander zu leben, wirkt sich negativ auf unser Wohlbefinden aus, es bringt Leber, Galle und Magen in einen nervösen Zustand. Der ständige innere Druck allein sollte dringend Anlass zur Vergebung sein. In der Bibel heißt es im Brief des Paulus an die Galater in Vers 6,7: »Was der Mensch sät, das wird er ernten.«

Tee-Empfehlung:
Zur Entspannung Pfefferminztee genießen, lauwarm schluckweise trinken. Für die innere Balance rate ich zu Bitterpulver, das aus wertvollen Kräutern besteht. Eine Messerspitze auf der Zunge zergehen lassen, Wasser nachtrinken, das vertreibt nebenbei den Heißhunger, oder 1 Teelöffel Bitterpulver mit heißem Wasser überbrühen, warm trinken.

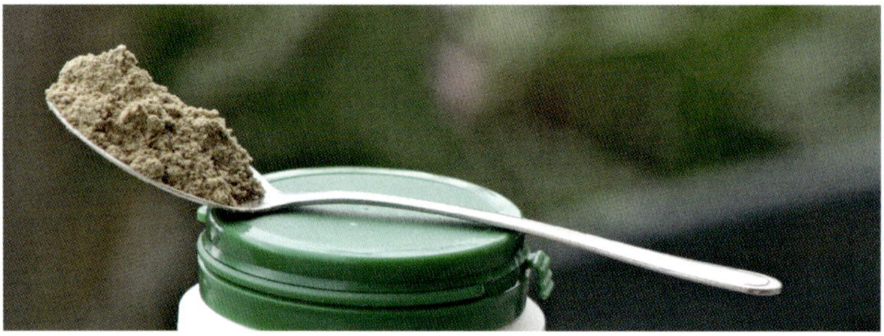

Bitterpulver aus Kräutern regt den Stoffwechsel an.

Alzheimer und Demenz ausbremsen

Je älter wir werden, desto mehr steigt das Risiko, an Demenz zu erkranken. Umso wichtiger ist es, rechtzeitig vorzubeugen. Mit einer einfachen, natürlichen Lebensweise kann man die Gesundheit erhalten und fördern. Dieser Leitsatz gilt auch für das Oberstübchen.

Es ist unumstritten, dass wir mit dem Alter vergesslicher werden und Probleme haben, Neues zu lernen oder uns zu organisieren. Gelegentlich fallen uns auch ein bestimmtes Wort oder ein Name nicht ein. Das heißt aber nicht gleich, dass wir dement sind oder auf das Schreckgespenst Alzheimer-Demenz zusteuern.

Wie unsere äußere Hülle, so verändern sich mit dem Älterwerden auch die Gehirnstrukturen. Die gute Nachricht: Demenz ist kein Schicksal oder Fluch des Alters. Der typischen Altersvergesslichkeit, dem Gedächtnisschwund und geistigen Abbau kann man entgegenwirken – mit vitaler Ernährung, ausreichend Bewegung, Hirntraining und der Pflege sozialer Kontakte.

Es heißt, das Stresshormon Cortisol fördere gefährliche Ablagerungen im Gehirn, es könne zu Überlastung und Konzentrationsstörungen führen. Es geht immer um die richtige Balance, kurzzeitiges Aufregen oder Ärgern schadet gar nicht. Es trainiert das Gehirn, wenn wir gefordert werden, schnell reagieren müssen oder einspringen, wenn Not am Mann/Frau ist. Aktivitäten aller Art schulen die Aufmerksamkeit und schaffen neue Verknüpfungen im Gehirn. Besonders viele Gehirnzellen bilden sich bei sinnerfüllenden Aufgaben.

Dazu gibt es eine interessante amerikanische Studie mit Nonnen zwischen 75 und 106 Jahren. Dass diese Frauen ein sinnerfülltes Leben führten, ist gewiss. Alle diese Nonnen hatte bei den laufenden Untersuchungen über fünfzehn Jahre keinerlei Anzeichen von Alzheimer. Nach ihrem Tod untersuchte das Forschungsteam das Gehirn der Nonnen auf Ablagerungen (Plaques). Das Ergebnis war verblüffend – im Vergleich zu schwersten Alzheimerpatienten: Die Ablagerungen unterschieden sich nicht voneinander.

Werden die Ablagerungen überbewertet? Die Alzheimer-Medikamente, welche unsere betagten Menschen bekommen, sind dazu gedacht, diese Ablagerungen zu lösen. Das Lösen der Plaques scheint nicht die Lösung zu sein, um die Krankheit zu mildern oder gar zu besiegen.

An den Ursachen für den bösartigen Zellabbau im Gehirn wird nach wie vor geforscht. Vermutlich sind Eiweiß- und Zuckerverbindungen an der Entstehung der Alzheimerkrankheit beteiligt. Meine Empfehlung: Verzicht auf Zucker ist ein guter Schutz vor der schleichenden Krankheit Demenz. Bitte bringen Sie Ihren betagten Angehörigen beim nächsten Besuch keine Süßigkeiten mit – keine zuckersüße Schokolade, Kuchen, Kekse oder kalorienreiche Torten. Das ist gut gemeint, ich weiß, aber das Gut-Meinen sollte dem Körper auch guttun … Abgesehen von Zeit und Aufmerksamkeit wäre frisches Obst (aus dem eigenen Garten) als Mitbringsel eine gute Alternative, oder durchaus auch etwas Bitteres, das den Körper stabilisiert und stärkt. Im Lauf der Jahre ändern sich die Geschmacksvorlieben und gerade ältere Menschen bevorzugen Bitteres.

Ich kann es nicht oft genug betonen: Jedes nicht gegessene Dekagramm Zucker ist ein Gewinn für unseren Körper und das Gehirn.

Um nochmals auf die Nonnen zu sprechen zu kommen: Suchen Sie auch nach sinnvollen Beschäftigungen, solchen, die zu Ihnen passen, Ihren Talenten entsprechen, die Sie gern machen. Das kann das Garteln sein, Lesen oder/und der Einsatz als Leihoma (oder Leihopa) beim Enkel- oder Nachbarskind. Ehrenamtliches Engagement ist überall gefragt, ob in der Pfarre, in der Gemeinde, bei Vereinen, als Besuchsdienst im Krankenhaus oder im Pflegeheim in der Nähe. Vielleicht ist für Sie etwas Passendes dabei.

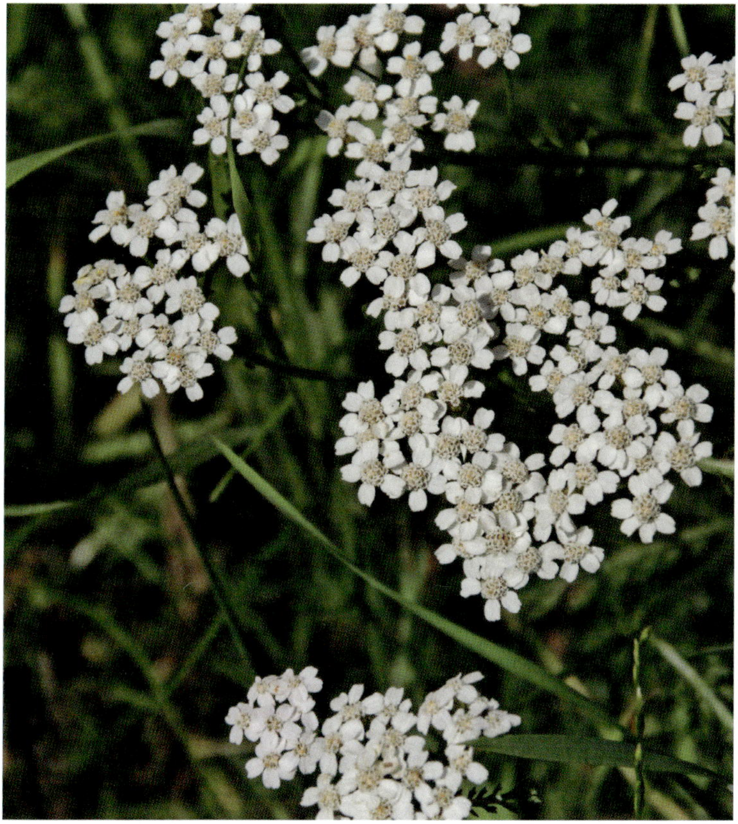

Schafgarbe – ihre Bitterstoffe wirken gegen Heißhunger auf Süßes.

Sinnvolle Aktivitäten schaffen Abwechslung im Alltag und vertreiben die Langeweile und Einsamkeit, der man im Alter oft ausgesetzt ist. Man hat das schöne Gefühl, gebraucht zu werden und wertvoll zu sein. Die innerliche, gesundheitsfördernde Freude stellt sich dann ganz von selbst ein. Ihr fixer Begleiter im Alltag sollte der Humor sein. Wer das beherzigt, lebt um einiges gesünder. Außerdem: Jeder Mensch ist schön, wenn er lächelt.

Ich möchte Sie an dieser Stelle erinnern: Wie sprechen Sie in beinharten, schwierigen Zeiten, die Sie vielleicht gerade durchmachen, mit sich selbst? Missmutig, abwertend und negativ? Würden Sie so mit einem guten Freund, einer guten Freundin sprechen? Wenn nicht, dann sollten Sie sich selbst auch unbedingt mit liebevollen, aufmunternden Worten begegnen.

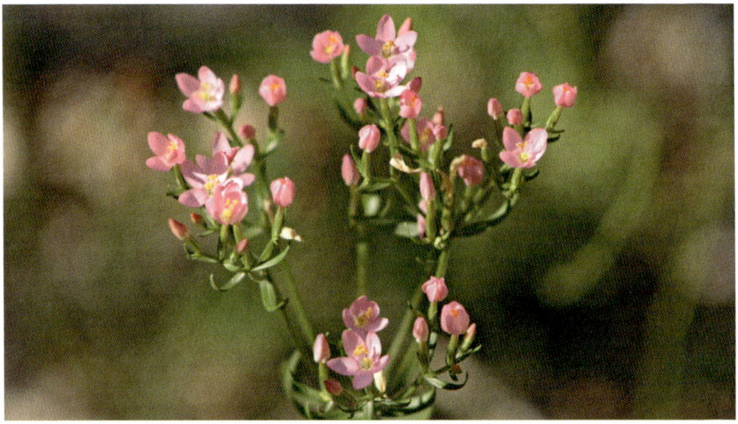

Das Tausendgüldenkraut kräftigt bei nervösen Erschöpfungszuständen und bringt Körper und Geist in Einklang.

Ein wirksames »Verhütungsmittel« gegen Demenz und viele andere Unpässlichkeiten ist in meinen Augen das Fasten. Es ist regelrecht eine Geheimwaffe. Wenn wir unserem Darm eine Pause gönnen, entlüften wir sozusagen zugleich auch unseren Kopf. Fasten befreit Körper, Geist und Seele von Ballast. Unser Darm wird oft überstrapaziert und muss ohne Pause arbeiten. Kein Wunder, wenn der Körper dann mal streikt in Form von Unwohlsein, Verstopfung oder Sonstigem. Bereits ein Fasttag pro Woche kann Wunder wirken. Es gab ihn schon bei unseren Vorfahren, und das trug dazu bei, ihre Gesundheit zu erhalten.

Vorbeugen und heilen

Hier nochmals in Kürze zusammengefasst, mit welchen Maßnahmen man den altersbedingten Gedächtnisverlust abwehren kann:

- Zucker meiden, wo und wann immer es geht.
- Soziale Aktivitäten setzen, Geselligkeit pflegen, Ausflüge unternehmen, das hält den Kopf fit und ist gut für das Selbstwertgefühl.
- Auf den Humor und das Lachen nie vergessen.
- Geistig aktiv bleiben, nicht nur mit Rätsel- oder Sudokulösen.
- Bleiben Sie in Bewegung! Es ist erwiesen, dass sich körperliche Bewegung auch positiv auf die Hirnleistung auswirkt.
- Ausreichend Wasser trinken.
- Bitterpulver gegen Heißhunger. Auch Bitterpflanzen, wie der Löwenzahn, leisten gute Dienste.
- Vitaminreiche Ernährung, aber auch regelmäßige Fastenzeiten einplanen (mehr dazu im nächsten Kapitel).

Tee-Empfehlung:

Schafgarbe: Die Blätter und Blüten enthalten ätherische Öle und Bitterstoffe. Die Pflanze wirkt dadurch Heißhunger entgegen. Sie ist meist ein Teil des Bitterpulvers und hat zudem entzündungshemmende, krampflösende und antibakterielle Eigenschaften.

Auch das Tausendgüldenkraut ist eine Bitterpflanze und sehr wirkungsvoll. Es ist für die Gesundheit wahrlich tausend Gulden wert.

Fasten – ein Ernährungstrend, der andere überdauert

Wer gesund und fit bleiben möchte, der sollte immer wieder einmal fasten. Essenspausen sind in unserer Wohlstandsgesellschaft eine regelrechte Erholung für den Körper. Fasten macht den Körper und Geist frei.

Das Fasten ist bei vielen Beschwerden und Krankheitsbildern anwendbar und wirksam, nicht nur zur Behandlung, sondern auch zur Vorbeugung. Wer Ballast abwirft, geht leichter durchs Leben. In der Naturheilkunde wird Fasten unter anderem bei Rheuma, Diabetes Typ 2, Bluthochdruck und Migräne empfohlen.

Ich selbst praktiziere das Fasten schon einige Jahre sehr erfolgreich. Es ist für mich wie eine Therapie, es fördert mein Wohlbefinden und hilft mir, mein Gewicht zu halten. Außerdem macht es großen Spaß zu sehen, was der Organismus immer wieder alles bereithält, um den ständigen Versuchungen und Verlockungen rund ums Essen nicht nachgeben zu müssen.

Für mich ist das Intervallfasten (auch intermittierendes Fasten genannt) am zielführendsten, genauer gesagt die 16:8-Methode. Man kann sie ein- oder mehrmals pro Woche durchführen, am Stück oder an verschiedenen Tagen, je nach Belieben. Alles was man dafür braucht, sind vierundzwanzig Stunden, und die hat jeder zur Verfügung. Die Methode besteht darin, 16 Stunden nichts zu essen. In den verbleibenden 8 Stunden des Tages darf normal und wann man will gegessen werden, ohne Verbote, Vorschriften oder ungesunde Diäten und Jo-Jo-Effekt.

In der 16-stündigen Essenspause kann die Verdauung in Ruhe arbeiten und können sich die Zellen regenerieren. Ein Beispiel: Man isst nur zwischen 12 und 20 Uhr (das ist für viele am praktikabelsten). Die folgenden acht Stunden ist die Verdauung am

Werk. Die Zellreinigung und -erneuerung braucht ebenfalls acht Stunden für sich. Die Zellen haben erfolgreichst von 4 Uhr morgens bis wiederum 12 Uhr Mittag dafür Zeit. Der Körper wird Ihnen das Fasten auf vielfältige Weise danken.

In jenen acht Stunden, in denen bei der 16:8-Fastenmethode das Essen erlaubt ist, sollte man vorzugsweise vitamin- und nährstoffreiche Lebensmittel verzehren, die dem Körper guttun und Kraft geben, die ein angenehmes Lebensgefühl bewirken. Das Intervallfasten ist kein Freibrief für ungezügeltes Schlemmen oder zucker- und kalorienreiche Produkte.

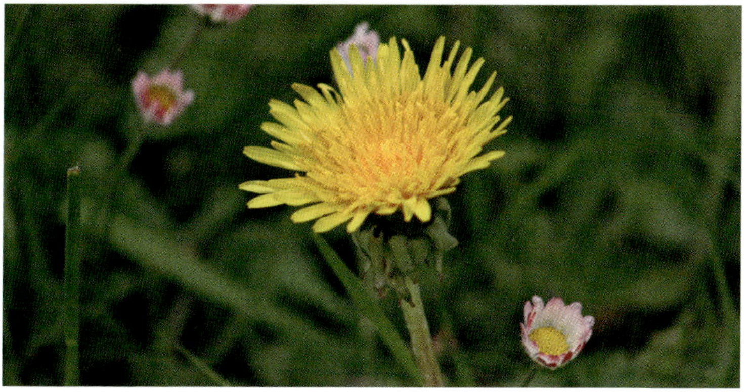

Vom Löwenzahn ist alles essbar – Blüte, Blätter und Wurzel. Seine Bitterstoffe unterstützen die Fettverdauung und entgiften den Körper.

Wenn jemand meint, er brauche unbedingt ein Frühstück, dann kann er gern Wasser, Tee oder Kaffee trinken. Wenn jemand meint, er »verhungere« bis Mittag, wird er bald erkennen, dass dies nicht echter Hunger, sondern nur Appetit oder ein antrainierter Gewöhnungseffekt ist, und der vergeht wieder. Von Verhungern kann keine Rede sein, davon sind wir alle weit entfernt. Nach einer kurzen Eingewöhnungsphase wird das Intervallfasten schnell zum gewohnten Teil des Alltags.

Das 16:8-Intervallfasten bedeutet für mich einen wahren Schatz und Gewinn für die Gesundheit, einen Jungbrunnen. Man verliert nicht nur überflüssige, belastende Kilos, sondern senkt sein Risiko für Herz-Kreislauf-Erkrankungen. Fasten reguliert Werte wie Cholesterin, Blutzucker und Blutfette. Das Einzige, was nicht abnimmt, ist die Geldbörse, denn Intervallfasten kostet nichts.

Optimalerweise kombiniert man das Fasten mit Bewegung, wie spazieren gehen, wandern, walken, joggen, Rad fahren, schwimmen usw. Damit vervielfacht man die Wirkung des Fastens.

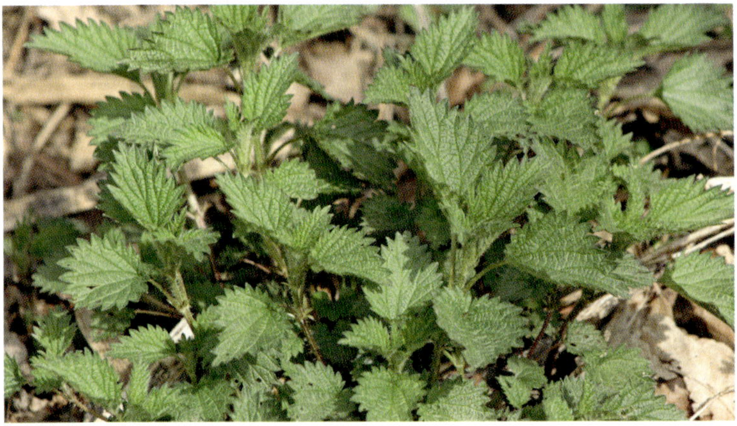

Brennnesselblätter sind ein fixer Bestandteil jedes Fastentees.

Tee-Empfehlung:

Fastentee (am besten selbst gemacht mit einer Mischung aus frischen oder getrockneten Kräutern): er enthält Brennnessel und Zinnkraut, die die Niere beim Regenerieren unterstützen, ebenso Löwenzahn, der die Leber aktiviert, und darmstärkende Kräuter wie die Schafgarbe. Eine vierzehntägige Kuranwendung mit zwei Tassen Fastentee pro Tag fördert das Wohlbefinden.

Moderne »Seuchen« und Süchte

Unsere moderne Lebensweise hat neben den vielen Vorteilen auch Schattenseiten. Dazu zählen die sogenannten Zivilisations- oder Wohlstandskrankheiten. Man kann sie durchaus als moderne »Seuchen« bezeichnen. Sie greifen weltweit um sich und sind meist dem Stress, der Überernährung und dem Bewegungsmangel geschuldet. Auch Genussmittel wie Alkohol und Nikotin haben ihren Anteil an zahlreichen Krankheiten. Nicht zuletzt möchte ich auch auf die Industrie mit den verschiedenen Schadstoffen verweisen, die sich in der Luft, in Textilien, Kosmetika usw. wiederfinden. All dies hat Einfluss auf unseren Körper und unser Wohlbefinden und erhöht das Risiko für Erkrankungen.

Fettsucht

Essen im Übermaß ist zu einer gewaltigen Volksseuche geworden. Überall und jederzeit ist heutzutage Essbares verfügbar. Versteckter Zucker, verarbeitetes Weißmehl, knuspriges Frittiertes und Paniertes, Gekochtes statt Rohkost, schnelles Essen – Fast Food, zuckerhaltige Shakes, Limos und vieles mehr. Na dann, Prost, Mahlzeit! Unsere Ernährungsweise ist die Ursache für viele Krankheiten. Wir werden dadurch zu Tablettenschluckern und verkürzen unsere Lebenserwartung. Verantwortungslos verschenken wir damit unsere wertvolle Gesundheit.

Der Mensch kommt mit einem funktionierenden Sättigungsgefühl zur Welt. Doch was unsere Gesellschaft betreibt, ist Selbstmord mit Messer und Gabel. Wir zahlen für krank machende Ernährung nicht nur viel Geld, sondern verlieren dabei auch die schlanke Taille.

Ich rate zum einen dringend zur Mäßigkeit. Alles ist erlaubt, es kommt nur auf die Dosis an. In Maßen statt in Massen! Zum anderen ist ein kritisches Konsumverhalten angebracht. Wir müssen nicht auf jeden Trend aufspringen und sollten lieber darauf achten, was wir zu uns nehmen. Viele unserer Nahrungsmittel sind manipuliert, gentechnisch verändert und mit Chemie großgezogen. Die Nahrungsmittelindustrie kippt Konservierungsmittel, Farbstoffe, Emulgatoren und vieles mehr ins Essen, ohne dass wir Einfluss darauf haben. Alles muss picobello aussehen, riechen und schmecken. Im Durchschnitt nimmt jeder Bürger pro Jahr über ein Kilogramm Zusatzstoffe mit der Nahrung auf. Diese stören den Stoffwechsel und schaffen Verwirrung in unseren Organen. Die modernen Seuchen werden damit angekurbelt.

Eine große Chance sind die wild wachsenden Heilpflanzen und Kräuter. Sie gedeihen sozusagen gratis vor unserer Haustür und sollten jeden Tag ins Essen integriert werden. Auch hier genügen kleine Mengen. Ich selbst esse ganz einfach, ohne viel Schnickschnack, achte auf Frische, reichlich Vitamine und verwende kaum Zucker. (Alles über heimische Heil- und Wildpflanzen, ihre Sammelzeiten und Verwendung finden Sie in meinen Büchern »Mein Kräuterschatz« und »Ich steh' auf unsere Heilkräuter!«)

Ein Witz

Früher haben wir als Kinder gehört: »Brav alles aufessen, dann wird morgen das Wetter schön.« Jetzt haben wir die Bescherung – Klimawandel und fettsüchtige Menschen.

Meine Erfahrungen der vergangenen Monate bestätigen die dringende Notwendigkeit, so manchen zu einer Veränderung der Lebensweise zu bewegen. Nach meinem schweren Radunfall verbrachte ich mehrere Monate im Krankenhaus und in der Rehaklinik. Was ich dort gesehen habe, findet hier Niederschlag. In vielen Begegnungen und Gesprächen erlebte ich die traurige Realität, die Auswirkungen unserer überernährten Gesellschaft. Ich traf Menschen in den besten Jahren, so um die vierzig, die sehr übergewichtig waren, Diabetiker, die einen Schlaganfall und epileptische Anfälle erlitten haben, Leute mit Lähmungen, Fettleber, Parkinson, Hormonstörungen, Unfruchtbarkeit und anderen Einschränkungen, die wiederum depressive Störungen auslösten. Vieles davon müsste nicht sein. Man könnte sich viel ersparen, wenn man rechtzeitig vorbeugt.

Das Übergewicht fängt schon bei den Jüngsten an. Jeder in der Familie sollte ein Vorbild sein und Kinder zu gesundem Essen hinführen. Die Bewusstseinsbildung dafür kann nicht früh genug passieren. Als Eltern haben wir es in der Hand, was auf den Tisch kommt. Liebevolle, aufklärende Gespräche über gesunde Ernährung und die Tricks und Manipulation der Werbung zeigen bestimmt auch Wirkung. Wie arm sind pubertierende Jugendliche, wenn das Übergewicht ihr Selbstwertgefühl ruiniert, ganz abgesehen von den gesundheitlichen Spätfolgen.

Die wahren Feinde unserer Zivilisation sind Zucker und Stärke, das heißt Kohlenhydrate, die wir in großen Mengen zu uns nehmen. Dadurch verlieren wir das Sättigungsgefühl. Wir essen generell zu viel, zu schnell und in zu kurzen Abständen. Hinzu kommt die liebe Bequemlichkeit – wir sitzen zu viel und bewegen uns zu wenig. Sitzende Tätigkeiten ohne Ausgleich machen auf Dauer krank. Und wir trinken zu wenig reines Wasser als Durstlöscher.

Abraten möchte ich davon, Süßes als Belohnung für etwas anzusehen. Genauso umgekehrt, das heißt, jemandem Süßes vorenthalten, um ihn damit zu bestrafen. Ich sehe es ohnehin nicht als Strafe, sondern als Glück an, wenn Kinder so zuckerfrei wie möglich aufwachsen.

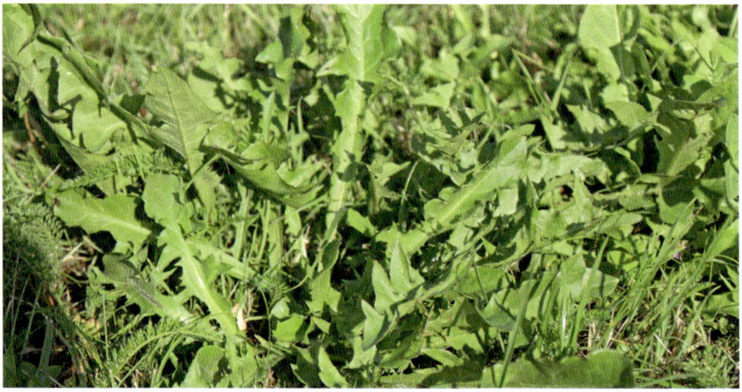

Die Bitterstoffe im Löwenzahn sind natürliche Appetitzügler, fördern die Verdauung und tragen zur Entschlackung bei.

Der Heißhunger mag es nicht bitter

Eine einfache, rasche Hilfe, leichter auf Süßes zu verzichten, sind bittere Kräuter. Ich nehme bei Gelegenheit gern mehrmals täglich eine Messerspitze voll Bitterpulver, gebe es auf die Zunge und lasse es einziehen. Dazu trinke ich Wasser, und weg ist der Heißhunger. Auch ein Glas Wasser mit Schwedenbitter eignet sich gut, besonders im Sommer, wenn die Versuchung zum Überdrüber-Eisbecher groß ist.

Ich ermutige Sie, der Gesundheitsfalle Überernährung zu trotzen. Ihre Organe werden es Ihnen danken, wenn sie nicht dauernd unter einem Überzug von Fett Höchstleistungen erbringen müssen.

Und sollte man beim Essen einmal über die Stränge schlagen, dann gleicht man es tags darauf wieder aus, indem man weniger isst oder fastet. Ich will niemandem die Freude auf den Sonntagskuchen verderben. Genuss ist ein wichtiger Teil von Glück und Wohlbefinden. Aber alles mit Maß und Ziel, und Sonntag ist nur einmal in der Woche.

Ein Scherz

Hat Ihr Kasten einen auffallend zunehmenden Kalorienbefall?

Vorbeugen und heilen

- Weg mit den »Giften« wie Fast Food und zuckerhaltigen Produkten.
- Bewegung ist ein wichtiger Schritt zum Erfolg, zum Normalgewicht und Wohlbefinden.
- Bei Heißhunger nicht gleich nachgeben, sondern Ablenkung suchen. Halten Sie kurz inne und fragen Sie sich: »Brauche ich das wirklich? Ist es vielleicht nur eine Ersatzbefriedigung?« Rufen Sie zum Beispiel jemanden an, lesen Sie Zeitung oder trinken Sie ein Glas Wasser – dann ist der Appetit meist überwunden. Stolz und Freude darüber machen sich breit.
- Öffnen Sie oft gedankenlos den Kühlschrank oder die »süße Lade« und essen einen Happen zwischendurch? Als kleine Merkhilfe gegen die unkontrollierte Kalorienaufnahme kann man einen Zettel mit dem Wörtchen »Stopp!« am Kühlschrank anbringen.
- Fastenzeiten einplanen (siehe voriges Kapitel), dabei nicht auf ausreichendes Trinken vergessen.
- Unser Körper ist wie ein Haus, in dem wir wohnen. Halten wir es sauber. Wertschätzung unseres Körpers und des faszinierenden Zusammenspiels der Organe, Zellen, Muskeln. Allein dies sollte uns umdenken lassen.

- Einmal mehr: Bitter statt süß! Bitterpulver hilft gegen Heißhunger und Lust auf Süßes. Die darin enthaltenen Kräuter unterstützen den Körper bei der Blutreinigung und Fettverbrennung.

Tee-Empfehlung:

Löwenzahnwurzel: Reiben und roh essen (wie Kren) oder als Tee genießen. Der Tee wird als Kaltansatz hergestellt: Einen Kaffeelöffel geriebene oder klein geschnittene Wurzel mit einem Viertelliter Wasser am besten über Nacht stehen lassen, danach auf Trinktemperatur erwärmen, abseihen und schluckweise trinken.

Zum Frischverzehr ist das Löwenzahnblatt empfehlenswert (im Salat, Aufstrich etc.).

Diabetes Typ 2

Die Zuckerkrankheit ist zu einer Volkskrankheit geworden, die Ursachen sind meist Übergewicht, gepaart mit Bewegungsmangel. Sie lässt sich jedoch vermeiden und mit List vertreiben. Sie geerbt zu haben, ist oft eine schlechte Ausrede. Man spricht bei Diabetes Typ 2 von erworbenem Diabetes oder auch Alterszucker. Gewohnheiten, wie die Koch- und Ernährungsweise im Elternhaus, sollte man überdenken, wenn schon die Eltern oder ein Elternteil an Diabetes leiden. Der Schlüssel zur Gesundheit ist Abnehmen, die Reduktion von Zuckerhaltigem und Kohlenhydraten, kombiniert mit täglicher, ausdauernder Bewegung.

Kurz einige Fakten: Im Blut schwimmt Zucker (Glukose), er dient als Brennstoff vor allem für die Gehirn- und Muskelzellen. Um den Zucker in der richtigen Menge in die Zellen zu transportieren, wird das körpereigene, von der Bauchspeicheldrüse produzierte Insulin benötigt. Mengen an Süßem, wie Softdrinks oder Kekse, fordern von der Bauchspeicheldrüse große Insulinmengen. Genau dieses Übermaß aber hemmt die Fettverbrennung. Wer dies beachtet, erspart sich so manche Fettpolster.

Das überschüssige Körperfett legt sich im Bauchraum um die Organe an. Es setzt gefährliche Botenstoffe frei, der Blutdruck steigt und der unschöne Schwimmreifen um die Körpermitte lässt sich nicht mehr verbergen. Der Grundstein für Diabetes ist gelegt. Wird die Krankheit diagnostiziert, ist oft auch schon die Fortsetzung prognostiziert – wenn man nicht gegensteuert und vorbeugt.

Zucker ist ein verführerisches Gift, das liegt auf der Hand. Geht man mit Beschwerden zum Arzt, bekommt man meist Medikamente als erste Maßnahme. Diese schädigen auf Dauer die Nieren. Steigen Sie aus diesem Teufelskreis aus. In vielen Fällen genügt eine Lebensstiländerung. Leicht gesagt, aber eine Kehrtwendung ist für jeden machbar – mit etwas gutem Willen und Disziplin. Auch gern mit Anleitung und Hilfe von außen, wenn man es allein nicht schafft.

Unsere Gesellschaft liebt und fördert die Bequemlichkeit, und die Werbung lockt mit der Vorstellung, auch ohne Bewegung gesund zu bleiben, attraktiv auszusehen oder mit teuren Diätmitteln schnell abzunehmen. Eine Illusion. Zucker und Fett sind unsichtbar und großzügig in vorbearbeiteter Nahrung versteckt. Das ist ein Übermaß an Dummheit, eine Schande für den menschlichen Verstand. Wir machen uns damit nur selbst das Leben schwer.

Gemeinsam sollten wir den Billigzusatzstoff Zucker verweigern. Zucker aus Rüben und Mais beeinträchtigt unsere Appetitsteuerung. Junge Menschen kämpfen bereits mit Alterszucker. Kohlenhydrate aus Weißmehl und Zucker gehören nicht auf den täglichen Speiseplan. Zum Vergleich: Spitzensportler verbrennen bis zu sechzig Prozent Kohlenhydrate bei der täglichen Ernährung. Sind wir Spitzensportler? Wir erreichen diese Menge allein mit großen Portionen an Nudeln, Reis, Brot, Süßem, Zuckerhaltigem. Dem kann auf Dauer eine Stoffwechselstörung folgen – und die Pharmalobby freut sich über die nächsten Millionen tablettenabhängiger Diabetiker.

Eine finnische Studie zeigt: Wer fünf Prozent seines Körperfetts verliert, verringert die Anfälligkeit für Diabetes um 70 Prozent. Sie schaffen es!

Sogar Haustiere sind in Gefahr zu erkranken, diese werden ja von uns umsichtigen Besitzern regelrecht zu Tode gefüttert. Warum haben unsere vierbeinigen Lieblinge sonst so häufig Tumoren in den Verdauungsorganen? Wildtieren geht es besser, diese finden selbst artgerechte, natürliche Nahrung, außer die Jägerschaft lässt Futtermittelsilos zu Wildfutterplätzen liefern.

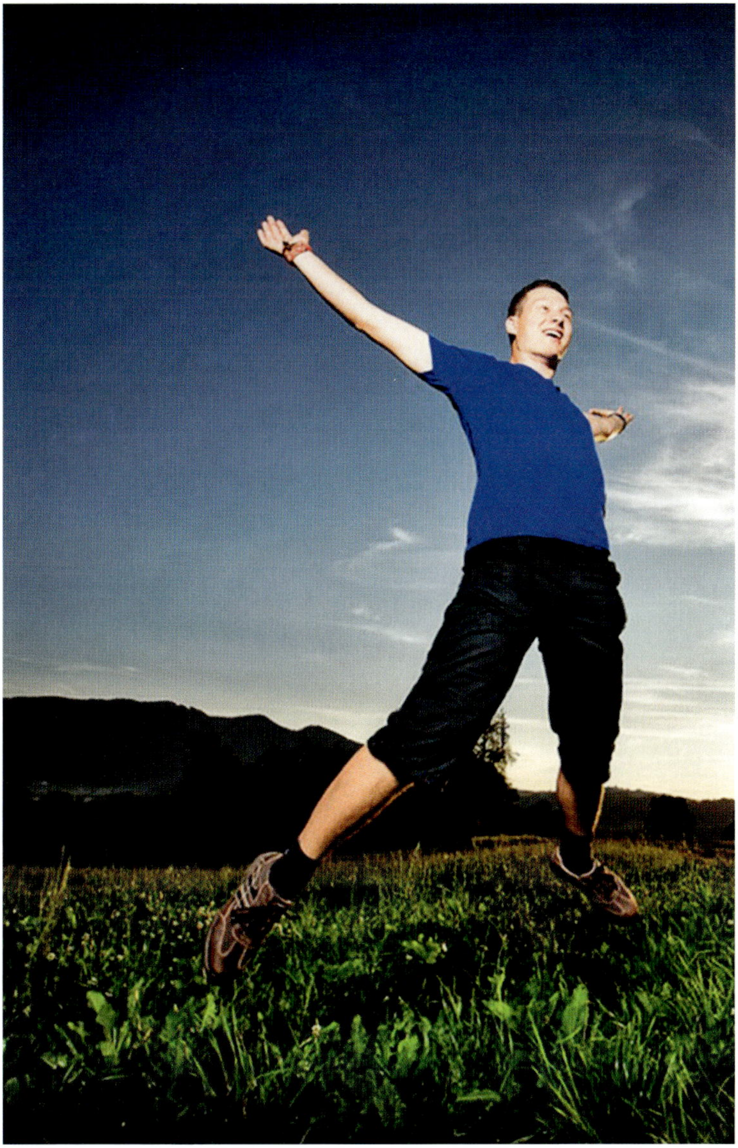

Bewegung erhält gesund – auch um Diabetes in Schach zu halten und vorzubeugen.

Vorbeugen und heilen

- Bewegung heißt das Zauberwort! Ohne Bewegung kann der Organismus nicht rund laufen. Eine gleichmäßige Ausdauersportart, wie Gehen, Walken, Wandern, Joggen, Radeln oder Schwimmen, ist am effektivsten. Schlüpfen Sie in bequeme Schuhe und raus geht es an die Luft, ob Sonne, Regen oder Schnee – es gibt keine Ausrede, nur unpassende Kleidung.
- Steigern Sie das Pensum langsam. Bewegen Sie sich am ersten Tag 15 Minuten und am nächsten Tag 20 Minuten. Jeden Tag sollte man um die 1000 Schritte machen, sie haben den doppelten Effekt einer Standarddosis Diabetes-Medikament. Mit leichtem Sport fördern Sie die Immunfunktion, die Entgiftung sowie den Abbau der Blutfette und des Blutzuckers. Das Tolle daran: Die beanspruchten Muskeln holen sich die Energie aus dem Blut, damit sinkt der Blutzuckerspiegel, und das ist der erwünschte Schutz vor Diabetes, Fitness inklusive. Die schrumpfenden Muskeln werden auch mit zunehmendem Alter durch Bewegung nochmals aktiv. Hurra.
- Wo bleibt die Eigenverantwortung? Mit moderaten Aktivitäten setzt der Körper fortdauernde Reize. Damit können wir vorbeugen, den Verlauf von Diabetes Typ 2 hemmen und manchmal auch auf die chemischen Gaben verzichten. Bewegung gibt uns die Chance, durch Ablagerungen aus Blutfett, Blutzucker und Zelltrümmern verstopfte Arterien zu verhindern. Damit beugt man Schlaganfällen vor. Starten Sie los, setzen Sie Schritte.
- Ist erst einmal ein Anfang gemacht, sollten die vielen Süßspeisen, wie Donuts, Krapfen, Bonbons und sonstige Kalorienbomben uns bereits beim Anblick den Appetit darauf vergehen lassen. Bitte verbannen Sie alle zuckerhaltigen Getränke aus dem Haushalt und kommen Sie nicht in Versuchung, welche nachzukaufen. Steigen Sie auf Wasser um.

Gicht, Rheuma, Knochenschmerzen

Das großartige Geschenk, mit einem gesunden Körper das Licht der Welt zu erblicken, sollte uns oberstes Gebot sein, dieses verantwortungsvoll wertzuschätzen. Im Lauf der Zeit suchen wir Ausreden, um die Verantwortung abzugeben. Die »Schuldigenliste« an unseren Wohlstandskrankheiten, zu denen auch Rheuma und Gicht zählen, wird immer länger: der Arbeitsplatz, Lärm, die Luftverschmutzung, das Ozon, Zeitmangel, Medikamente, der Arzt, die anderen, die Regierung usw.

Dabei ist es unser Lebensstil, der uns krank macht. Hier sollte man sich nicht aus der Selbstverantwortung stehlen, sondern sie aktiv übernehmen. Zum Beispiel durch regelmäßige Bewegung (beim Kräutersammeln), durch die Versorgung mit Vitamin D (Sonne tanken) und durch gesunde Ernährung mit vielen Vitaminen, wie Vitamin C (in rohem, heimischem Obst und Gemüse), Vitamin B12 und Mineralstoffen wie Magnesium, Kalium, Eisen und Kalzium.

Im Frühjahr und Sommer erhalte ich genügend Vitamine aus der Natur. Über die Herbst- und Wintermonate ergänze ich meine Kost gern mit dem schmackhaften MaXH-Pulver, einem Nahrungsergänzungsmittel, das die nötigen Vitamine, Spurenelemente, Mineralstoffe, Enzyme und alle essenziellen Aminosäuren enthält. Ich gebe davon einen Teelöffel in 250 ml Wasser. In besonders fordernden Situationen trinke ich auch zwei bis drei Gläser.

Wer mit erhöhten Harnsäurewerten zu tun hat, sollte eine Nahrungsumstellung überlegen. Ein Gläschen in Ehren, ob ein Gespritzter, Most, Wein, Bier, ist in der Einzahl kein Problem für den Organismus. Werden aber täglich mehrere Gläser getrunken, rächt sich die überlastete Niere. Die Schmerzen werden größer und vermiesen jeden noch so schönen Tag, den man stattdessen bei einem Marsch durch den Wald oder einer Bergwanderung genießen könnte.

In Verruf gekommen ist in den letzten Jahren der Fleischkonsum, nicht nur aus Gesundheitsgründen. Auch hier tut ein Übermaß selten gut. Essen Sie wenig Fleisch und achten Sie auf die Herkunft und Fütterungsmethoden. Ich möchte Sie gern davon überzeugen, auf die Kraft der Natur zu vertrauen. Konsumieren Sie viel und oft grüne Pflanzen und Kräuter, sie entlasten bei Rheuma, Gicht (eine schmerzhafte Form von Rheuma), Störungen der Harnsäureausscheidung und Stoffwechselerkrankungen.

Im Folgenden möchte ich drei Heilkräuter vor den Vorhang holen, die bei Gicht & Co. gute Dienste leisten.

Giersch

Wenn morgens die (Finger-)Gelenke oder die Knöchel geschwollen sind und jede Bewegung schmerzt, gibt es viele Heilkräuter, die Linderung bringen. Der Giersch, auch bekannt als Erdholler, ist ein Gichtheiler für Eilige. Das ganze Jahr lang treiben die Blätter an allen möglichen Stellen aus der Erde. Die niedrige, kriechende Pflanze mit langen, weißen, stark verzweigten Wurzeln, dem dreikantigen Stängel und zarten Hollerduft sollte ganz klein geerntet werden. Sie schmeckt am besten, wenn sie gerade einmal zwei, drei Zentimeter hoch ist. Größere Blätter kann man abmähen oder ausreißen. Nach drei Tagen sprießen bereits wieder die neune, kleinen Wunderlinge. Roh verzehre ich die Pflanze täglich.

Viele sehen im Giersch nur ein lästiges Unkraut, doch er kann mehr, zum Beispiel Harnsäurekristalle im Körper lösen. Nutzen Sie seine enormen Heilkräfte. Die Inhaltsstoffe überzeugen: Vitamine (B1, B2, C, E), Kalium, Magnesium, Kupfer und besonders viel Eisen. Klein geschnitten wird er wie Petersilie verwendet. Runden Sie Suppen, Salate, Topfenaufstriche, Pestos oder Grillsoßen mit dem köstlichen Geschmack ab. Essen Sie sich daran in allen Variationen gesund. Erdholler sollte ab sofort täglich auch auf Ihrem Speiseplan stehen.

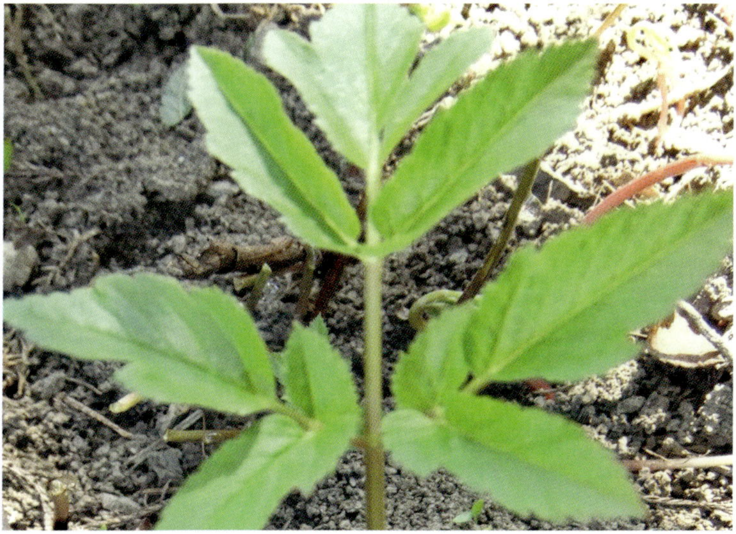

Giersch, ein vortreffliches Wildkraut gegen Rheuma und Gicht. Achten Sie auf den dreikantigen Stängel, um Verwechslungen zu vermeiden.

Franzosen- oder Knopfkraut

Diese Pflanze leistet durch ihren hohen Gehalt an Vitaminen und Mineralstoffen, vor allem Eisen, Phosphor, Kalium, Magnesium, Mangan und Vitamin A und C, gute Dienste. Sie schenkt unseren Knochen frischen Elan und reinigt das Blut.

Das als Unkraut verteufelte Pflänzchen wuchert gern an Wegrändern, im Garten und auf Äckern, besonders gern in der Nähe von Erdäpfeln. Sogar im Blumenkasten fühlt es sich wohl. Es blüht von Mai bis Oktober und wird 10 bis 60 cm hoch. Die

Blätter und Stängel sind behaart, die Blüten sind gelb und von fünf kleinen weißen Blättern umgeben.

Das Wildkraut schmeckt wie frischer, grüner Kopfsalat, hat aber ungleich mehr Vitalstoffe. Man nimmt das schmackhafte obere Drittel (Blätter und Blüten), dadurch wird die Pflanze zur schnellen Wuchsfreude angeregt. Sie passt bestens in Salate, Aufstriche etc.

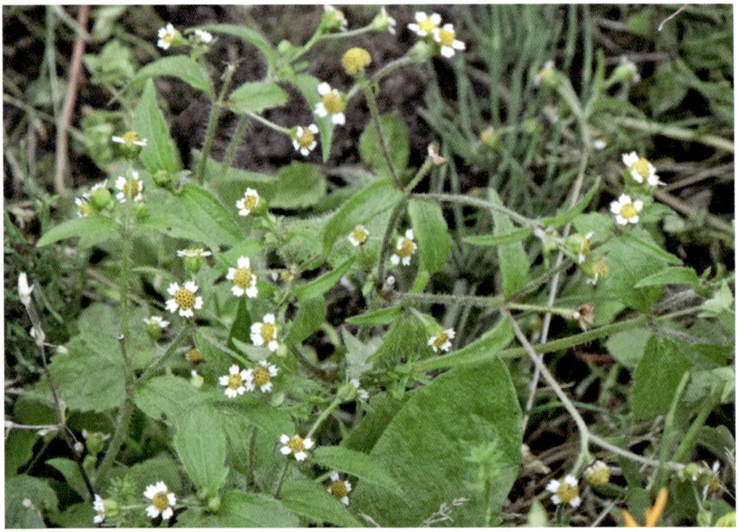

Das Franzosenkraut wächst im Sommer und Herbst in vielen Gärten und ist eine Vitaminbombe. Mein Tipp: essen – nicht bekämpfen!

Brennnessel

Nicht zu verachten als Heilkraut ist die Brennnessel. Sie wächst von der Spitze bis zu den Wurzeln nur zu unserem Segen. Falls Sie die Pflanze noch Unkraut nennen, würde ich mich freuen, wenn Sie Ihre Meinung am Ende meines Lobgesangs ändern. Ob Blatt, Samen oder Wurzel, alles nützt unserer Gesundheit.

Die spröden Brennhaare, die an den Rändern der Blätter sitzen, spritzen bei leichtester Berührung nadelartig Toxalbumine und Histamine (Eiweißstoffe) sowie Ameisensäure unter unsere Haut. Gerade diese Reizflüssigkeiten bilden den großen Wert der Pflanze. Ich pflücke sie immer mit bloßen Händen und knicke dabei zart den Stiel von unten ab. Man muss nur darauf achten, die Blätter nie von oben zu berühren.

Die Brennnessel enthält viel Eisen und Magnesium, Vitamin A und C, Kalzium und Lezithin. Dieses wertvolle Grünzeug, täglich roh verzehrt, kann dazu beitragen, die leidigen Schmerzen in Schach zu halten. Junge Brennnesselblätter (ab dem Frühling) sollten jeden Erdäpfelsalat bereichern.

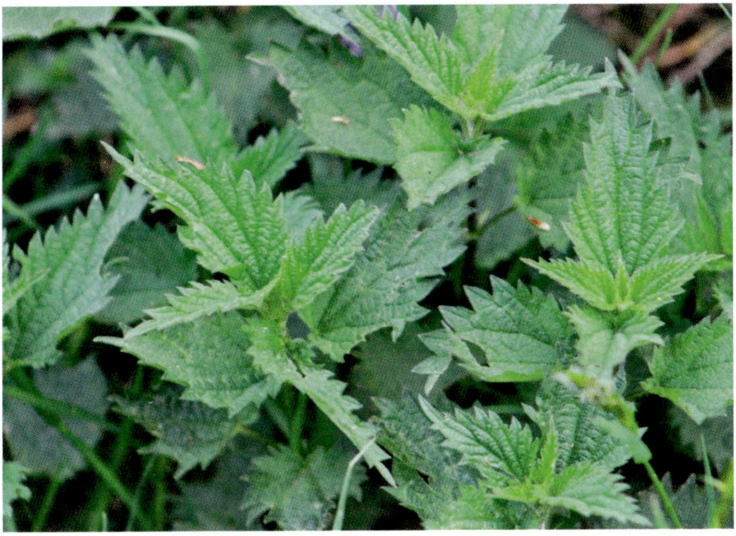

Die Brennnessel gilt als wertvolle Heilpflanze bei rheumatischen Erkrankungen.

Vorbeugen und heilen

- Zum Ausschwemmen der Harnsäure bei Gicht trinke ich Muskel- und Gelenktee (er enthält vier Kräuter samt natürlichem Antibiotikum und vier hervorragende nierenstärkende Kräuter). Auch Giersch sollte auf dem Speiseplan nicht fehlen. Man kann ihn gar nicht genug loben (siehe oben).
- Durch gezielte Bewegung können Rheumaerkrankungen positiv beeinflusst werden. Erlaubt ist alles, was die Gelenke schont, wie wandern oder (Wasser-)Gymnastik. Ergänzend empfiehlt es sich, einen Teelöffel entkrampfendes Dolomit, in Wasser aufgelöst, einzunehmen. Sie können es auch ins Joghurt, Müsli oder in den Erdäpfelsalat einrühren. Bloß nicht auf dem Sofa herumhängen und lamentieren.
- Für eine gute Durchblutung empfehle ich Venengymnastik. Bei der Übung »Venenpumpe« öffnen und schließen Sie die Faust zwei Minuten lang abwechselnd bei gestrecktem Ellbogen. Den Vorfuß auf und ab bewegen. Diese Übung lässt sich auch leicht zwischendurch im Büro oder im Bett durchführen.

Haarausfall und fettige Haare

Haarausfall, dieses Thema begleitet nicht nur Männer, sondern auch Frauen sehr häufig, nicht nur nach dem Wechsel. Das Haupt wird lichter. Während Männer die kahlen Stellen oft mit einer beeindruckenden Lässigkeit überspielen, akzeptieren wir Frauen unseren Haarausfall nicht so leicht. Die Ursachen sind vielfältig. Ich bin davon überzeugt, dass sich Produkte der Kosmetikindustrie auf die Haargesundheit negativ auswirken, etwa die vielfältigen, sogenannten Haarpflegemittel oder Haarfarben mit ihren undurchschaubaren chemischen Inhaltsstoffen. Viele davon setzen unserer Niere zu, die alles filtern soll und überfordert ist.

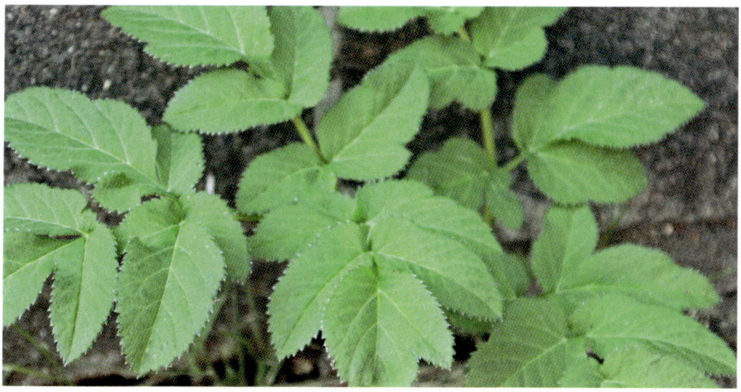

Heilpflanze statt Unkraut: Der Giersch schwemmt schädliche Stoffe aus dem Körper.

Hier heißt es Schaden begrenzen und vorbeugen. Mit etwas Eigenverantwortung kann man die Niere bei ihrer Entgiftungsarbeit unterstützen. Dazu eignen sich Wildkräuter, wie die Goldrute, der

Giersch oder die Brennnessel, und Hausmittel wie Bitterpulver und Schwedenbitter. Das Ziel ist reines Blut, das die Schadstoffe ausschwemmt.

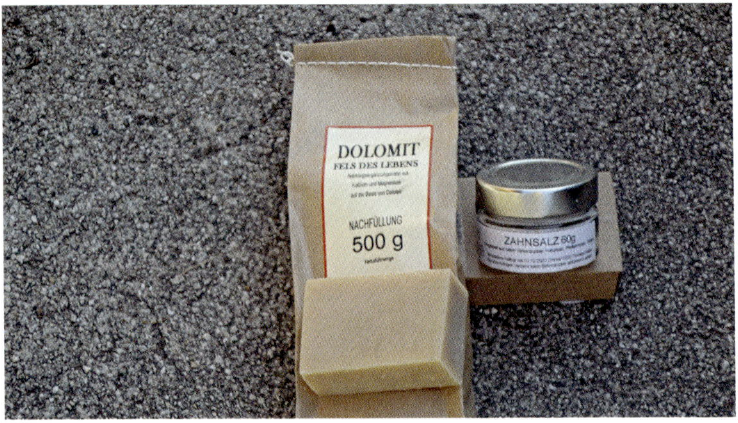

Körperpflegemittel, auf die ich setze: Dolomitpulver, es kräftigt Haut und Haar, Naturseife und Zahnputzpulver.

Die Beeinflussung durch die Kosmetikindustrie, oft unbewusst durch Werbung an allen Ecken und Enden, entfernt uns immer weiter von der Natürlichkeit und der Natur. Ich selbst verwende seit Jahrzehnten keine industriellen Shampoos mehr. Auch »All-in-one«-Duschgels werden Sie in meinem Badezimmer nicht finden. Ich benutze ausschließlich Naturseife und eine besondere Haarseife für meinen Kurzhaarschnitt. Das Ergebnis ist festes, volles und glänzendes Haar. Auch Männer schätzen diese »Vereinfachung« im Badezimmer – ein Stück Seife statt Plastikflaschen, die überdies teuer sind und entsorgt werden müssen.

Was tun wir nicht alles, um schön und anziehend zu wirken. Die selbstständige Regenerierung der Kopfhaut ohne chemische Behandlung scheint nicht mehr machbar. Oder doch? Juckt die

Kopfhaut, ist der Säureschutzmantel gestört. Wodurch wohl? Es ist nicht die Lösung, stark fettende Kopfhaut und strähnige Haare durch tägliches Waschen mit einem Antifettshampoo zu behandeln. Mein Tipp: Ich zögere die Haarwäsche hinaus, wenn möglich. Im anderen Fall verwende ich meine spezielle, natürliche Haarseife. Die Zellerneuerung und Kräftigung des Haars fördere ich mit Dolomitpulver. Die Mineralstoffe wie Magnesium und Kalzium helfen mit, dass es wieder dichter wird am Kopf.

Vorbeugen und heilen

- Verwenden Sie für die Haarpflege statt diverser Shampoos, Festiger und Gels nur ein einziges Produkt: natürliche Haarseife. Jeder sehnt sich nach vollem, glänzendem Haar, und es ist eine Freude, wenn dies mit einfachen Mitteln gelingt.
- Für kräftiges Haar empfehle ich die Einnahme von Dolomitpulver, einen Teelöffel voll in Wasser oder Joghurt eingerührt.
- Zur Blutreinigung eignen sich Bitterkräuter. Dreimal täglich eine Messerspitze Bitterpulver auf der Zunge zergehen lassen und einen Schluck Wasser nachtrinken. Auch die Schwedenkräuter sind wie ein Jungbrunnen für das Blut. Trinken Sie ein Glas Wasser, versetzt mit einem Esslöffel voll Schwedenbitter.

Tee-Empfehlung:
Zur Stärkung der Niere eignet sich Tee von der Echten Goldrute, der Brennnessel oder Neuschaltee aus nierenstärkenden, hautregenerierenden Kräutern. Jeweils einen Teelöffel Kräuter mit einem Viertelliter kochenden Wasser überbrühen, zehn Minuten ziehen lassen, abseihen und genießen.

Zahnstein, Karies und Mundgeruch

Unsere übertriebene Zahnpflegekultur ist für mich ein weiteres Zeichen unserer Wohlstandsgesellschaft. Jede Menge Chemie kommt dabei zum Einsatz, es wird gebohrt, gebleicht, gereinigt, was das Zeug hält. Es werden so viele Zahnspangen wie noch nie verordnet. Wir können selbst viel zur Zahngesundheit beitragen, vor allem mit vitaminreicher Kost, knackiger Rohkost, und zwar von klein auf. Die Kaumuskeln müssen gefordert werden, damit sich ein gesunder Kiefer bilden kann. Eine wichtige Rolle spielt Zucker – je weniger, desto besser für die Zähne.

Der pH-Wert im Mund sollte neutral sein, nur dann ist Zahngesundheit möglich. Durch zuckerhaltige Nahrungsmittel sinkt der ph-Wert in den sauren Bereich, die Bakterien vermehren sich rasch und greifen die Zähne an. Ein Tipp, wenn nach dem Essen keine Zahnbürste zur Hand ist: Spülen Sie den Mund zwischendurch mit Wasser aus.

Wenn der pH-Wert im Mund passt, gibt es normalerweise auch keinen Mundgeruch (außer er kommt vom Magen, da setze ich wiederum andere Hausmittel ein).

Bei der Zahngesundheit kommt es vor allem auf das regelmäßige Zähneputzen an. Bereits seit einigen Jahrzehnten verwende ich keine handelsübliche Zahnpasta mehr. Deren chemische Zusammensetzung schafft es nicht, den passenden pH-Wert zu erbringen. Ich möchte gar nicht wissen, was in so einer Zahnpastatube alles steckt, von Aluminium über Geschmacksstoffe und Konservierungsmittel bis Mikroplastik.

Meine Neugierde weckte vor 45 Jahren ein Buch über sanfte Hausmittel als Medizin. Seither stelle ich meine Zahnpasta selbst her, es ist ein Zahnputzpulver aus natürlichen Zutaten wie österreichischer Birkenzucker, Natursalz (ohne Sprengung abgebaut), Salbei, Pfefferminze und anderem. Der Erfolg kann sich sehen lassen: keine Karies, kein Zahnstein, kein Zahnfleischbluten, keine Plomben und alle zweiten Zähne sind nach wie vor erhalten. Durch den neutralen pH-Wert spürt man sofort eine saubere, glatte Zahnoberfläche. Das Pulver wird auf die leicht feuchte Zahnbürste aufgetragen und nach dem Zähneputzen mit etwas Wasser ausgespült. Genießen Sie es, endlich keinen Zahnstein mehr entfernen lassen zu müssen, es ist keiner zu finden.

Das natürliche Zahnputzpulver ist für die ersten, zweiten und dritten Zähne im Leben geeignet, also auch für Kinder. Viele Eltern sind besorgt, und das zu Recht, weil Kinder oft die Kinderzahnpasta mit den vielen schädlichen Inhaltsstoffen schlucken. Künstliche Hormone, Weichmacher usw. fördern die frühe geschlechtliche Reife der Kinder.

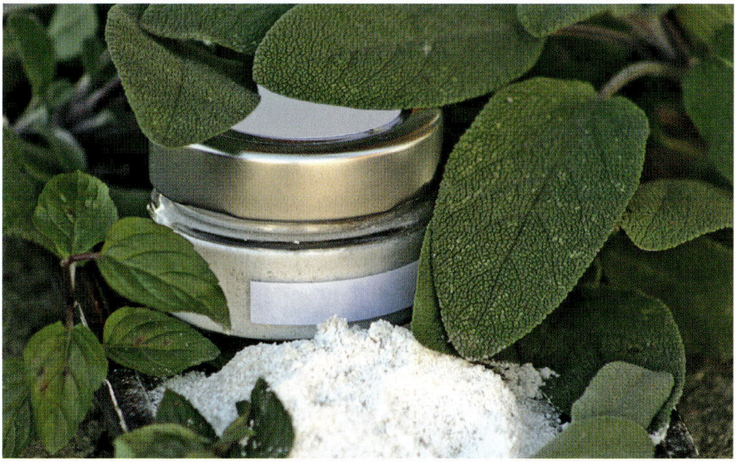

Salbei und Pfefferminze statt Chemie: Zahnputzpulver für gesunde Zähne.

Vorbeugen und heilen

- Zur Vorbeugung gegen Karies & Co. sollte man als Erstes seinen Zuckerkonsum überdenken und reduzieren. Eltern rate ich, ihren Kindern keine zuckerhaltigen Getränke zu geben, sondern sie an Wasser als Getränk zu gewöhnen. Was nach Verzicht klingt, ist der größte Gewinn für die (Zahn-)Gesundheit der Kinder.
- Vorsicht vor verstecktem Zucker in handelsüblichen Nahrungsmitteln.
- Einmal täglich sollte man sich besonders viel Zeit zum gründlichen Zähneputzen nehmen, die weiteren Male kann es dann schon flotter (aber natürlich auch gründlich) gehen. Nicht beseitigte und vor allem zuckerhaltige Essensreste fördern Zahnstein und Karies.

Kopfschmerzen und Migräne

Stürmisch bewegt sich alles, wenn der Schmerz im Kopf um sich greift. Die Enge hinter der Stirn strebt nach Freiheit, alles rast vorbei, pocht, ich muss funktionieren, dabei wühlen dieser Druck, Übelkeit, Schwindel und manchmal auch Angst in mir.

Wiederum ist es oft unsere Lebensweise, die mit (Spannungs-) Kopfschmerzen und Migräne antwortet. Wir fordern den Körper mit einer zu hohen Drehzahl heraus, als wäre er ein Fahrzeug. Dabei wird die Notwendigkeit einer regelmäßigen, intensiven Wartung überdeckt – mit Konsum, Reizüberflutung von Lärm, Licht, Düften und schnellem Spaß. Einen Blick sollte man auch auf die Ernährung werfen. Speisen, wie alle zuckerhaltigen Gerichte und Getränke, Salzgebäck, Eiskaltes, Milchkaffee und Alkohol würde ich eine Zeit lang oder ganz vom Speiseplan streichen.

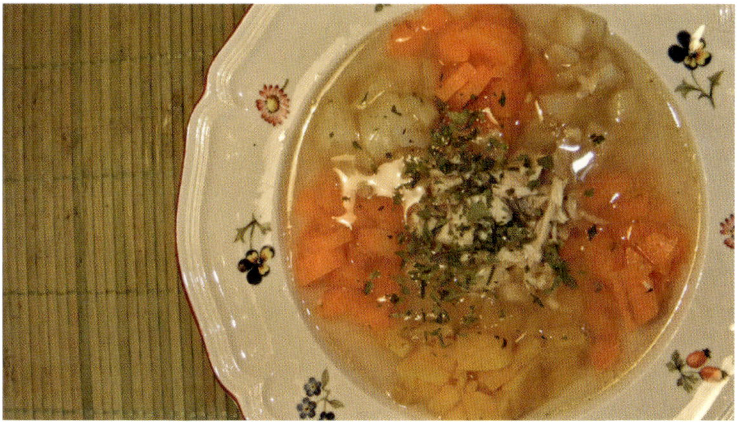

Hühnersuppe ist ein altbewährtes Hausmittel bei Erkältung, Fieber und Kopfschmerzen. Sie tut wohl und kräftigt.

Der italienische Dichter und Philosoph Dante Alighieri meinte schon im Mittelalter so passend: »Der Weg zum Ziel entsteht an dem Tag, an dem ich die volle Verantwortung für mein Tun übernehme.« Die permanente Grenzüberschreitung gegen die Natur und unser Leben sollten wir klar erkennen, ansehen, neu beurteilen. Ballast verwehrt uns die Sicht. Am wenigsten zielführend ist es, in Selbstmitleid zu baden.

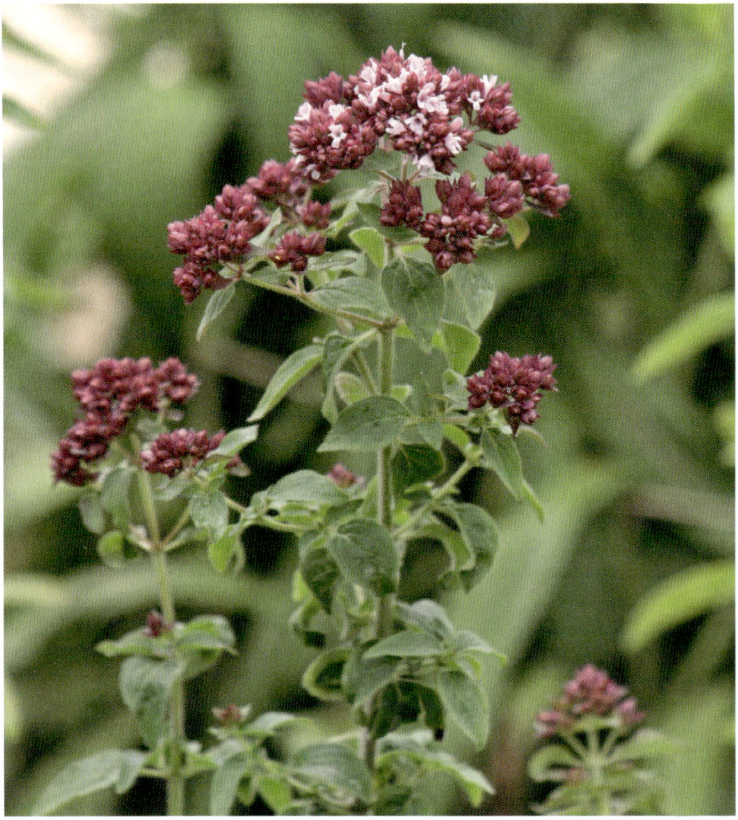

Der Dost (Wilder Majoran) enthält ätherische Öle, die positiv auf das Nervensystem wirken und Schmerzen stillen können.

Vorbeugen und heilen

- Gesunde Lebensmittel für mehr Ruhe und Gelassenheit sind meist grün und rot. Allerdings nicht mit Lebensmittelfarbe verfälscht, nein, ich meine rotes und grünes Gemüse, am besten als Rohkost, Wurzelgemüse. Eine vitaminreiche Ernährung kann die Anfälligkeit für Migräne verringern.
- Ich empfehle auch die gute, altbewährte Hühnersuppe mit einem »glücklichen« alten Huhn und vielen Gemüsesorten. Planen Sie dafür eine dreistündige, sanfte Kochzeit ein.
- Bekömmlich bei Kopfschmerzen und in unruhigen Zeiten sind Mohngerichte, Walnüsse (»Gehirnnahrung«), Leinsamen und Hülsenfrüchte.
- Als Kräuter passen bestens Quendel, Dost, Liebstöckel (Maggikraut), Petersilie und Rosmarin.
- Ganz wichtig ist Bewegung an der Sonne, damit Vitamin D gebildet wird. Es dürfte nach neuesten Untersuchungen einen Zusammenhang zwischen Vitamin-D-Mangel und Migräne geben.
- Um den Stoffwechsel im Gehirn zu unterstützen, ist die Gabe von Magnesium und Kalzium zu empfehlen. Sie sind im Dolomitpulver ideal vereint, es entspannt und entkrampft die Nerven und Muskeln und gibt Kraft in turbulenten Zeiten.
- Lassen Sie es sich gut gehen, nehmen Sie sich Zeit für sich selbst: Ich darf jetzt ich sein, schreiben Sie bei einer Schale Tee liebevolle Zeilen an die eigene Adresse. Freuen Sie sich auf den eigenen Brief.

Tee-Empfehlung:
Unbehandelter Grüner Tee sowie Tee aus den Blüten von Schafgarbe, Johanniskraut, Melisse und Mutterkraut fördern die innere Ruhe und Gelassenheit an überlasteten Tagen.

Ein Scherz

Woher weiß die Kopfwehtablette, wo der Kopfschmerz sitzt?

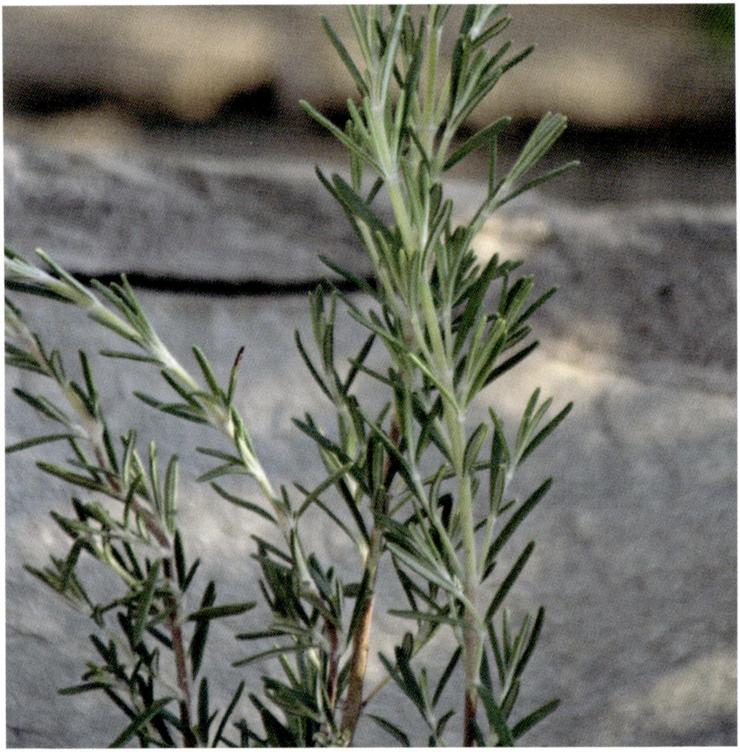

Sanfte Hilfe, würziger Duft: Die durchblutungsfördernde Eigenschaft von Rosmarin wirkt dem Kopfschmerz entgegen.

Depression

Je höher der Lebensstandard, desto unglücklicher sind wir, so scheint es. Unsere Zeit mit den technischen, digitalen Möglichkeiten fördert die soziale Distanz, das Unpersönliche. Wir fühlen uns oft allein gelassen, unverstanden – ein möglicher Grund für depressive Stimmungslagen. Niedergeschlagenheit hat unzählige weitere Ursachen, wie seelisches Leid, Lieblosigkeit, fehlende Vergebungsbereitschaft, Kummer und Angst vor Verlust, Krankheit, Einsamkeit. Auch Langeweile, Sinnlosigkeit und Existenzangst können in die Depression führen. Es kann jeden treffen.

Wie damit umgehen? Keine Lösung ist im Essen zu finden, durch Frustessen erreicht man nur ein zweites Dilemma, nämlich Übergewicht, das erst recht wieder ein Auslöser für Unzufriedenheit und Depressionen sein kann. Auch der vermehrte Genuss von Süßem, Alkoholischem und anderen süchtig machenden Stoffen bringt nur kurzfristig eine Erleichterung. Wir täuschen uns damit selbst.

Lebensfreude und Ablenkung von Sorgen schafft man zum Beispiel durch den Aufenthalt und Bewegung in der Natur, und das am besten mit einem lieben Menschen, einem Freund. Das wirkt wie ein natürliches Antidepressivum, es hebt die Stimmung. Dabei kann man sich manches von der Seele reden und sogar eine Lösung für scheinbar unlösbare Dinge finden. Manchmal müssen wir unser Schneckenhaus verlassen, um Gesprächspartner zu finden. Es lohnt sich, den ersten Schritt zu machen. Frische Luft und das »Sonnenvitamin D« sollten täglich genossen werden.

Ein Ansatz zur Problembewältigung ist es, sich eine beängstigende oder nicht zufriedenstellende Situation vor Augen zu führen und den Zielwunsch durchzudenken – und im Optimalfall umzusetzen. Analysieren Sie doch einmal in Ruhe Ihren Alltag, den Leistungsdruck, Ihre Ängste und Unzufriedenheit. Was steckt dahinter? Schreiben Sie auf, was Sie ändern wollen und wie es machbar wäre. Scheuen Sie sich auch nicht, Hilfe zu suchen und anzunehmen.

Kleine Ziele kann man gleich mal auf einen Zettel aufschreiben und diesen am Kühlschrank oder an einem anderen Platz in der Wohnung, den man häufig passiert, anbringen. (Manche nutzen die WC-Wände für solche Zwecke.)

Wir speichern von Kindesbeinen an alle Eindrücke in Form von Gefühlen. Das Gehirn steuert unsere Glaubenssätze, die Sinneswahrnehmungen und Werte. Wir reagieren aus dem Unterbewusstsein. In Ruhephasen, bei einem Johanniskraut-, Malvenblüten- oder beruhigenden Nerventee haben wir die Möglichkeit, das zu hinterfragen.

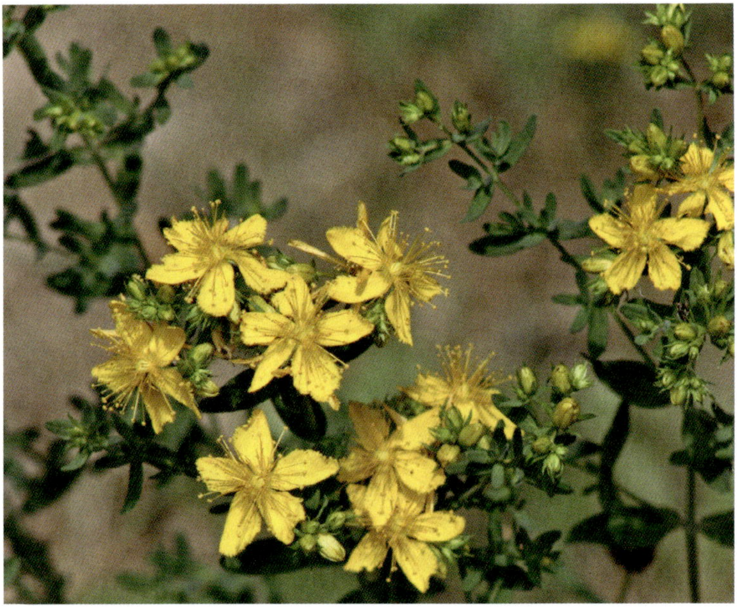

Johanniskraut ist eine natürliche Alternative zu chemischen Antidepressiva, die nicht abhängig macht.

Es schadet nicht, Werte neu zu entdecken und zuzuordnen. Werte, die durch die Erziehung der Eltern festgelegt oder durch Lehrer geprägt wurden. Dazu kommen die eigenen Lebenserfahrungen. Dem Leben eine neue Richtung zu geben, das lässt uns aufleben, reißt uns aus der Lethargie. Den Blickwinkel verändern und sich neue kurzfristige, mittel- und langfristige Ziele zu setzen, ist mit etwas Überwindung zu schaffen. Blicken Sie nach vorn, werden Sie aktiv!

Vorbeugen und heilen

- Gesunde Ernährung und gute Laune gehören zusammen. Vermehrt Vitamine einnehmen, speziell durch Rohkost und frische Wildkräuter. Vitamine wirken sich unbewusst auf das Gehirn und die Nerven, auf das gesamte Wohlbefinden und die Lebensfreude aus. Fast Food und Süßigkeiten machen schlapp und müde.
- Zwischendurch einen Kaffeelöffel voll Dolomit einnehmen, in Wasser aufgelöst.
- Tun Sie Ihrer Seele etwas Gutes. Nehmen Sie zum Beispiel ein altes Hobby wieder auf, meditieren Sie oder machen Sie einen Spieleabend mit Verwandten oder Freunden. Fahren Sie übers Wochenende weg oder gehen Sie zum Essen aus. Leben Sie bewusst und schätzen Sie den Moment.
- Bewegung und Sport in der Natur wirken sich positiv auf Geist und Seele aus, auch Gartenarbeit zähle ich dazu. Verausgaben Sie sich körperlich ruhig einmal, das fördert zudem den Schlaf.

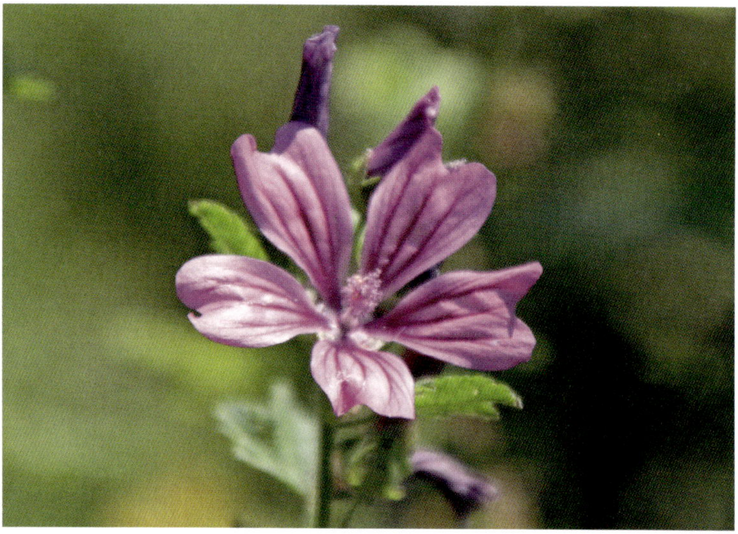

Die Malve wirkt durch ihre Bioflavonoide (sekundären Pflanzenstoffe) als Gegenmittel bei Depressionen.

Tee-Empfehlung:

Johanniskraut: Ein bis zwei Wochen lang zwei Tassen Tee pro Tag trinken. Die Wirksamkeit der Pflanze bei leichten bis mittelschweren Depressionen wurde in vielen Studien nachgewiesen.

Malventee (Käsepappel) und Nerventee: Jeweils mit kochendem Wasser überbrühen und zehn Minuten ziehen lassen.

Wer an Schlafstörungen leidet oder im Bett Probleme wälzt, dem empfehle ich Baldriantee vor dem Einschlafen. Auch Lavendeltee wirkt beruhigend und schlaffördernd. Erfolgversprechend ist die Kombination einer Tasse Schlaftee mit einem Teelöffel Dolomitpulver.

Nikotin

Schon seit Jahrhunderten wird es geraucht, geschnupft oder gekaut: Nikotin. Die Substanz aus der Tabakpflanze macht abhängig und löst Krankheiten aus oder verschlimmert sie. Obwohl sie aufgeklärt sind und es besser wüssten, rauchen viele Zeitgenossen nach wie vor. Ich appelliere stark an die Eigenverantwortung für den Körper. Wenn ich ihm voll bewusst Gift – und Nikotin zählt dazu – einflöße, werden die Organe bald einmal reagieren und ihren Dienst einschränken. Auf den morgendlichen Husten könnte man gern verzichten, aber wie sollte die Lunge sonst ihr Leid klagen, um Sauerstoff zu bekommen.

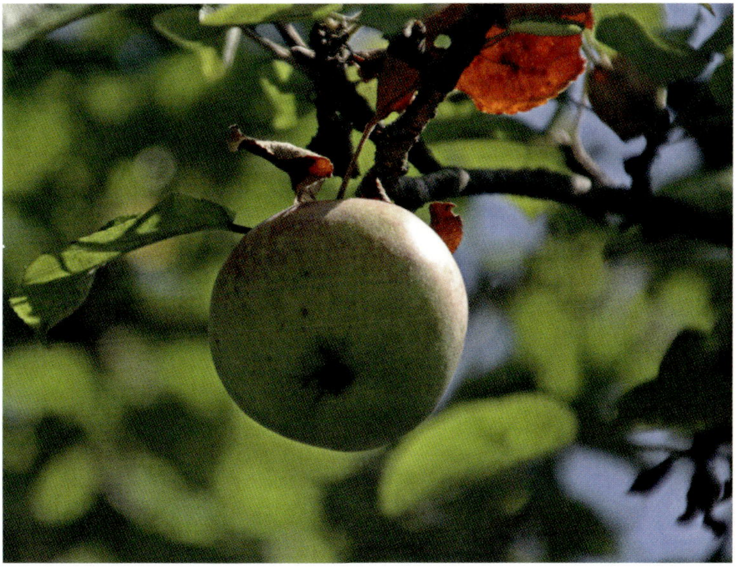

Mit einem Apfel lässt sich die Lust auf Nikotin überlisten.

Die Ausreden für die Sucht mit dem blauen Dunst werden immer abstrakter, wie: »Mein Opa ist 90 Jahre alt geworden, der hat immer geraucht.« Oder: »Unser Herr Doktor ist auch ein starker Raucher, der wird es ja wissen.« Als Raucher sollten wir nicht die Augen vor den möglichen gesundheitlichen Folgen und langen Behandlungswegen verschließen. Sie belasten nicht nur die Betroffenen, sondern auch unser Gesundheitssystem – so wie bei den vielen anderen Zivilisationskrankheiten. Wir sind zum Leben geboren, nicht zum Vegetieren mit angegriffenen Organen, und das oft selbst verschuldet.

Vorbeugen und heilen

- Schnelle Entwöhnung vom Rauchen ist keine leichte Sache, zugegeben. Es gehört ein starker Wille dazu. Ein Tipp für den Fall der Versuchung: Halten Sie immer ein Stück Apfel bereit und essen Sie dieses langsam und bewusst, anstatt eine Zigarette anzuzünden. Nikotinsäure und Apfelsäure, die im Zellstoffwechsel eine wichtige Rolle spielt, mögen sich nicht. Die Lust auf den Glimmstängel vergeht.
- Heute noch aufzuhören, wäre ein kluger, mutiger Entschluss. Machen Sie es kurz und schmerzlos. Eine radikale Lösung ist oft einfacher, als lange herumzueiern.

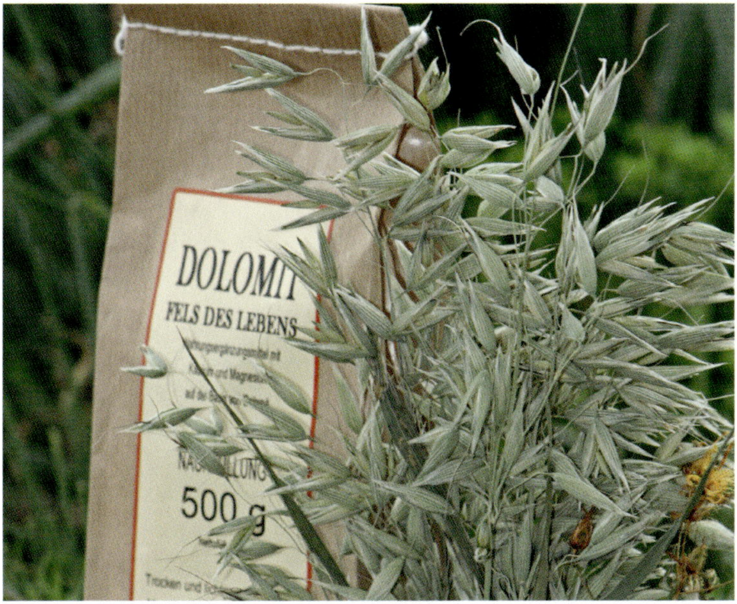

Hafer kann man ganz einfach selbst anbauen, auch im Blumentopf. Ungeschrotet als Tee hilft er beim Entgiften.

Tee-Empfehlung:

Grüner Hafertee: Grüner Hafer kann dabei helfen, den Wunsch nach Rauchen zu unterbinden. Auch Entzugserscheinungen kann er lindern. Für Schwangere, Stillende und Kinder ist der Tee nicht geeignet.

Säen Sie selbst im Frühling einige unbehandelte Haferkörner und freuen Sie sich auf die Ernte der grünen Ähren, Blätter und Halme. Getrocknet und in ein Schraubdeckelglas verpackt, warten diese auf den Aufguss. Dazu nimmt man einen Teelöffel voll Kraut, übergießt es mit 250 ml kochendem Wasser und lässt es zehn Minuten ziehen. Nehmen Sie ergänzend dazu einen Kaffeelöffel voll Dolomitpulver für die Zellerneuerung ein.

Alkohol

Die »Gesellschaftsdroge« Nummer eins ist der Alkohol. Die Menschen fallen ihr reihenweise zum Opfer, Gehirnzellen sterben ab, die Persönlichkeit kann sich verändern, Beziehungen werden zerrüttet. Der Alkohol vergiftet den Körper, der irgendwann aufgibt. Am meisten gefordert ist die Leber, ein grundsätzlich sehr gutmütiges, selbstregenerierendes Organ. Wenn davon jedoch einmal siebzig Prozent durch ständigen Alkoholkonsum geschädigt sind, gibt auch sie auf. Das eine oder andere Gläschen bei geselligen Zusammenkünften ist durchaus erlaubt, wir sollten unser Entgiftungsorgan aber nicht zu viel reizen. Auch Schmerzmittel beeinträchtigen die Leber- sowie die Nierenfunktion nachhaltig. Jedes Medikament hat Nebenwirkungen, und jeder reagiert individuell. Wussten Sie, dass durch Nebenwirkungen von Medikamenten jährlich mehr Leute sterben als im Straßenverkehr?

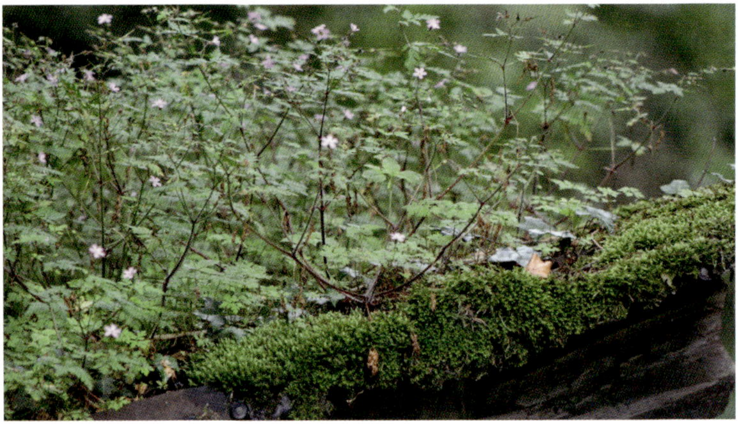

Das Ruprechtskraut wirkt entgiftend und entzündungshemmend.

Vielleicht haben die Corona-Einschränkungen – samt Lockdown und diversen Verboten – in der Statistik kurzzeitig den Alkoholkonsum gedrosselt. Was aber nicht heißt, dass man nicht in den eigenen vier Wänden weitertrinken kann – vor allem, wenn sich Enge, Angst und Sinnlosigkeit breitmachen. Alkohol als Problemfresser, leider ein Trugschluss, denn die Sorgen werden dadurch nur noch größer.

Vorbeugen und heilen

- Jeder Einzelne steht in der Verantwortung, für das Wohlergehen seines Körpers Sorge zu tragen. Verantwortliche für die eigene Sucht im Umfeld oder in irgendwelchen Umständen zu suchen, ist ein verschobener Blickwinkel. Nein zu sagen ist schwer, aber es befreit und stärkt das Selbstwertgefühl. Jeder hat das Potenzial in sich, seine Probleme selbst zu lösen.
- Trunkenheit entwertet das Geschenk des Lebens, das sollten wir nicht zulassen. Denken Sie auch an die Vorbildwirkung für die Kinder und Enkel.
- Gehört Alkohol für Sie zum Alltag? Überlisten Sie sich und legen fix nur einen Tag pro Woche fest, an dem Alkohol für Sie erlaubt ist. Den Tag können Sie wochenweise variieren, es sollte aber jeweils nur einer sein. Das verringert die Suchtgefahr.
- Alkohol ist ein Vitalstoffräuber. Dolomitpulver füllt ausgeschwemmte Mineralstoffe wieder nach. Man nimmt einen Teelöffel voll in einem Glas Wasser.
- Alkohol verursacht Vitamin-C-Mangel, der ausgeglichen werden muss.
- Bitterstoffe, wie etwa in Löwenzahn, und bittere Nahrungsmittel unterstützen die Leber bei der Arbeit.

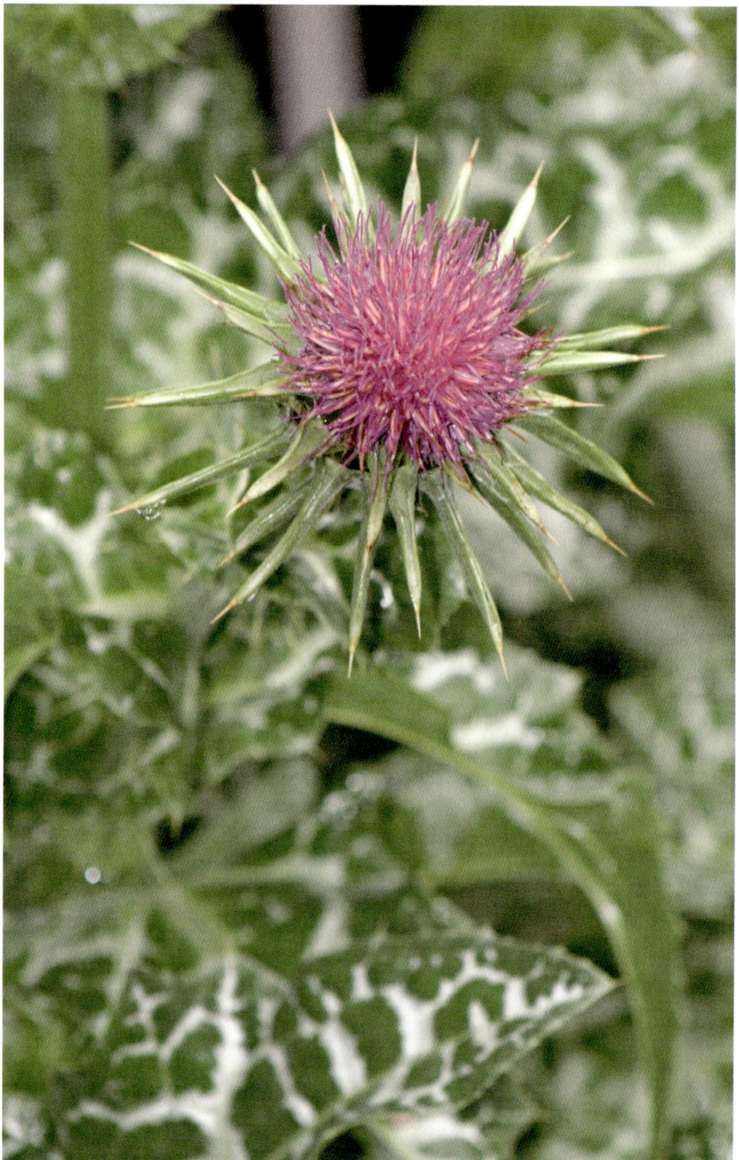

Die Mariendistel dient vor allem der Lebergesundheit.

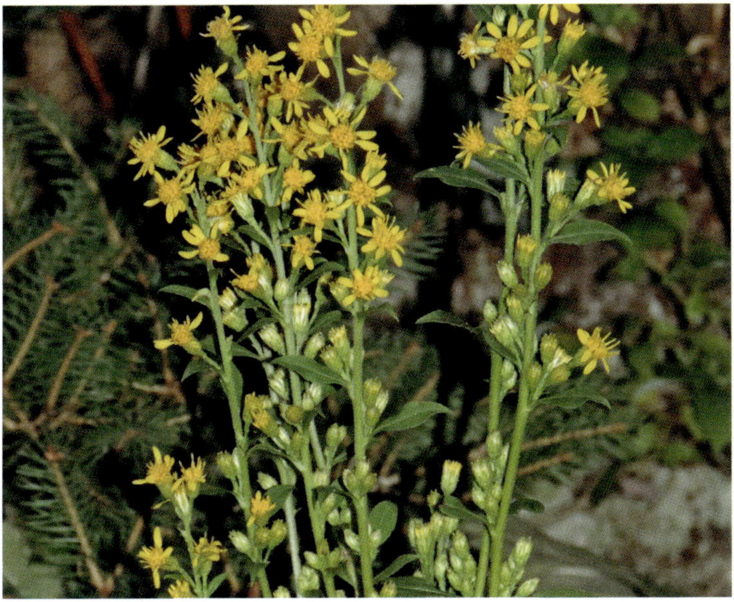

Die Echte Goldrute wirkt positiv auf Nieren und Harnwege. Die strahlend gelben Blüten sammelt man von Juli bis Ende August.

Tee-Empfehlung:
Schafgarbe, Echte Goldrute, Muskel- und Gelenktee, nierenstärkender Kräutertee.
Auch das Ruprechtskraut (Stinkender Storchenschnabel) hat eine gesundheitsfördernde Wirkung auf die Nieren. Die gesamte Pflanze (ohne Wurzeln) kann frisch oder getrocknet als Tee verwendet werden.
Zur Reinigung, Entgiftung und Stärkung der Leber ist Mariendisteltee das Mittel der Wahl.

Ein Scherz
Wo früher meine Leber war, ist jetzt eine Minibar.

Allergien, Neurodermitis & Co.

Bei meinen Vorträgen und Seminaren klagen viele Besucher über Hautveränderungen, Juckreiz, offene Hautstellen, bakterielle Entzündungen durch Insektenstiche, schlecht heilende Wunden. Eine Zunahme stelle ich auch bei Nahrungsunverträglichkeiten fest. Viele Betroffene vertragen dieses und jenes nicht mehr und stehen oft ratlos vor den Einkaufsregalen. Die Sehnsucht nach einer einfacheren Lebensweise und einem »chemiefreien«, natürlichen Alltag ist groß.

Dazu kann ich nur sagen: Wir haben es zum großen Teil selbst in der Hand. Bei der Ernährung haben wir Einfluss darauf, was wir unserem Körper zuführen, damit Magen, Darm, Leber und Niere einwandfrei arbeiten können. Unsere Lebensmittel sind wortwörtlich Mittel zum Leben. Raffinierte, verschleierte Zusätze bei verarbeiteten Gerichten, Pestizide in Obst und Gemüse, die durch das Waschen nicht verschwinden, tagtäglich Zucker, Farbstoffe und Konservierungsmittel, das alles hinterlässt einen Abdruck in unseren Organen. Auch eine Weizenallergie ist vorprogrammiert, wenn stark veränderte Getreidezüchtungen unserer Darmflora Probleme bereiten.

Bereits unsere Jüngsten kämpfen mit Allergien und Neurodermitis. An und für sich harmlose Dinge wie Hausstaub, Tierhaare oder Pollen wirken sich negativ aus. Zum einen lässt sich dies auf unsere modernen Hygienestandards zurückführen. Je steriler, desto schlechter für das Immunsystem, das dann überreagiert. Je mehr körperfremde Stoffe unser Immunsystem kennenlernt, desto mehr wird es trainiert, vom Kindesalter an.

Ein großes, umstrittenes Thema in Zusammenhang mit Allergien sind Impfungen, etwa eine Sechsfach-Impfung für Säuglinge. Deren Immunsystem wird dadurch extrem belastet. Ich rate Eltern, sich ausführlich über Impfungen zu informieren, über die Zusätze, wie Aluminium, und die Notwendigkeit. Haben Sie offene Fragen? Lassen Sie sich vom Impfarzt aufklären. Er sollte auch über Nebenwirkungen Auskunft geben können. Wenn nicht, dann nehmen Sie Bedenkzeit.

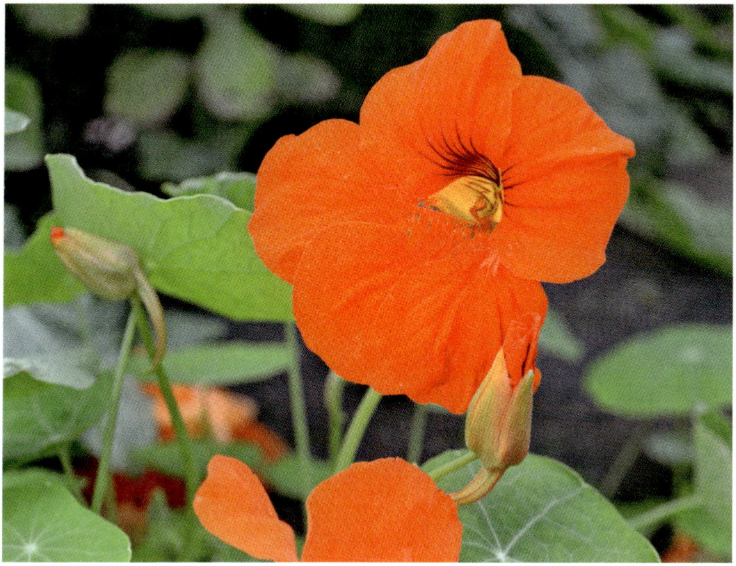

Kapuzinerkresse wirkt durch ihre Senföle als natürliches Antibiotikum und stärkt das Immunsystem.

Aufklärende Informationen gibt es unter anderem auf *www.cchr.de* (Citizens Commission on Human Rights) und *www.kvpm.de* (Kommission für Verstöße der Psychiatrie gegen Menschenrechte Deutschland e.V.). Beim FSME-Impfstoff steht zum Beispiel im Beipacktext: »Kann MS und Hirnhautentzündung auslösen«.

Paradox, nicht wahr. Bei Medikamenten gegen Hyperaktivität liest man bei den Nebenwirkungen: Lähmung der Nerven, Abstumpfung, Diabetes, Demenz, Gewichtszunahme.

Kurios ist das »Krankheitserfindungsbuch« DSM (Diagnostic and Statistical Manual of Mental Disorders). Es handelt sich um ein Handbuch für Psychiater, das seit den 1950er-Jahren in den USA erscheint und psychische Störungen auflistet. Um 1970 enthielt es knapp hundert Beschreibungen für geistige Störungen, für die eine medikamentöse Behandlung durch die Versicherungen bezahlt wurde. 1994 enthielt das DSM schon 374 Abnormitäten, auch Homosexualität (!) war dabei. Die fünfte Auflage des DSM im Jahr 2013 enthielt »Auffälligkeiten« wie Internetabhängigkeit, Verkehrsrowdy und »Ein Kind rutscht auf dem Sessel«.

Hier stellt sich für mich die Frage: Sind wir alle überhaupt noch normal? Oder fehlen uns einfach die Liebe, die Bewegung an der frischen Luft, die Zeit füreinander, Zeit für unsere Kinder und vieles mehr?

Vorbeugen und heilen

- Nur informierte Menschen haben die Chance, Selbstverantwortung zu übernehmen. Unser Organismus ist so wunderbar harmonisch gemacht. In unserer technisch ausgereiften Zeit haben wir die Möglichkeit, unabhängige Informationen zu erhalten. Da die Medizin von Kaufleuten, das heißt der Pharmaindustrie, vertrieben wird, sollte immer eine zweite Meinung in Betracht gezogen werden. Auch die Naturheilkunde hat viel zu bieten, und das noch dazu günstig und mit so gut wie keinen Nebenwirkungen. Frische Kapuzinerkresseblüten zum Beispiel enthalten ein natürliches Antibiotikum. Sie schmecken außerdem aromatisch erfrischend zu jedem Gericht.

- Um Allergien vorzubeugen, gilt es, das Immunsystem zu stärken. Das lässt sich auf vielfältige Weise bewerkstelligen (siehe nächstes Kapitel).
- Das ganze Jahr über sollten Vitamine auf unseren Tellern zu finden sein.
- Übersäuern Sie Ihren Körper nicht durch eine ungesunde Ernährung.
- Essen Sie Rohkost und Wildkräuter. Diese sind von Februar bis Oktober erhältlich, sie decken den Bedarf an Vitamin C. Beim Sammeln kommt das »Sonnenvitamin D« gratis dazu.
- Achten Sie auf eine gesunde Darmflora. Bitterstoffe sind hier förderlich, wie zum Beispiel im Löwenzahn. Er reinigt und stärkt auch die Leber.
- In der kalten Jahreszeit nehme ich das bereits erwähnte MaXH-Pulver ein, es versorgt mich mit vielen wichtigen Vitaminen und Mineralstoffen.
- Mein vorrangiger Tipp bei Hautproblemen: Verzichten Sie auf chemische Substanzen. Tauschen Sie Haarshampoo und Festiger gegen Haarseife, Duschgel gegen eine neutrale Naturseife, Zahnpasta und Mundspülung gegen natürliches Zahnputzpulver.

Tee-Empfehlung:

Zwei Tassen Neuschaltee und ein Kaffeelöffel Dolomitpulver können bei Hautproblemen, Ausschlägen, Allergien, Schuppenflechte und Akne die Nieren zu intensiverer Arbeit bewegen.

Auch Brennnesseltee kann Hautbeschwerden lindern, sofern keine Histamin-Unverträglichkeit vorliegt. Bei Bedarf zwei Tassen täglich trinken.

Das Immunsystem stärken

Die Oma sagte schon: »Verkühle dich täglich, dann bleibst du gesund.« Ein starkes Immunsystem erhalten wir nicht durch Verweichlichung und Überfürsorge. Die kalten Füße dürfen nicht sein, aber das Barfußlaufen im Tau härtet ab, sofern man danach wieder in warme Socken schlüpft. Ergänzend dazu einen wohlschmeckenden Tee mit virenabtötenden Heilkräutern und etwas Honig genießen, das tut Körper und Geist gut. Es gibt zahlreiche Pflanzen, um die Abwehrkräfte zu stärken bzw. die eine antibakterielle und antivirale Wirkung haben, etwa die Pfefferminze, Melisse, Thymian oder Salbei.

Jahrelang wende ich schon einige Tricks an, um Erkältungen erfolgreich zu entkommen. Es handelt sich um ein spezielles Fünf-Punkte-Programm, das in rund zehn Minuten abgewickelt ist. Bei den ersten Anzeichen einer Erkältung, wie Halskratzen, laufende Nase, Schluckbeschwerden und Frösteln, kommen dabei wirksame Hausmittel zum Einsatz, vorzugsweise vor dem Schlafengehen:

1. Warmes Fußbad mit 1 Esslöffel Salz oder Essig
2. Gesichts-Dampfbad mit 2 Tropfen Latschenkiefernöl
3. 21-Kräuter-Hustentee, ein Rezept aus dem Jahr 1947
4. Atemfrei-Balsam (mit einen Tuch um den Hals)
5. 1 Teelöffel reiner Spitzwegerich-Sirup

Nach diesen Hausmitteln gibt es Bettruhe. Auch ausreichender, guter Schlaf stärkt die Abwehrkräfte. Am nächsten Morgen huste ich den gelösten Schleim ab und gehe einem schönen neuen Tag entgegen. (PS: Dieser Tipp ist nicht geeignet für Menschen, die gern in den Krankenstand gehen.)

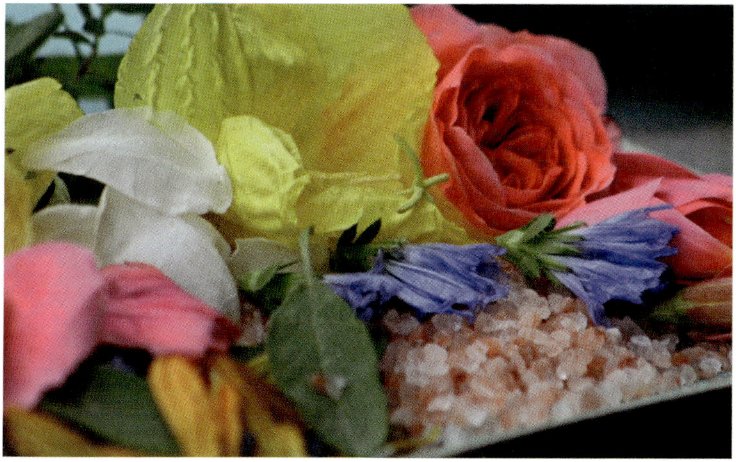

Duftendes Sommerblüten-Basenbad – gut für das Immunsystem und eine Wohltat für die Haut.

Ich habe meinen Körper mit vielen anregenden Hausmitteln darauf programmiert, seine Selbstheilungskräfte zu aktivieren. Immer wieder gern nehme ich ein »Blütenbasenbad« zur Stärkung des Immunsystems in der Virenzeit, vor allem bei kalten Füßen, Schnupfennase, Halsschmerzen und allen Erkältungssymptomen. Es ist wohltuend für Körper, Seele und Geist. Ein Teelöffel dieser Mischung im Fußbad löst abgelagerte Schadstoffe aus der Haut. Ein bis zwei Esslöffel voll machen aus dem Vollbad eine Wellnessoase – das Lymphsystem wird angeregt, Gifte und Abfallstoffe werden leichter aus dem Körper ausgeschieden.

Für dieses Blütenbasenbad vermahle ich zwanzig duftende Blüten und Blätter des Sommers mit Natursalz (ohne Sprengung abgebaut) und hochwertigem Speisesoda. Es enthält unter anderem Lavendel, Minze(n), Melisse, Malve, Wildrosen, Veilchen, Schlüsselblume, Schafgarbe, Nachtkerzenblüten, Echtes Labkraut, Königskerze, Ehrenpreis, Nelkenwurz, Fichte, Gänsefingerkraut, Goldrute, Rotklee und noch viele andere Blüten und Blätter.

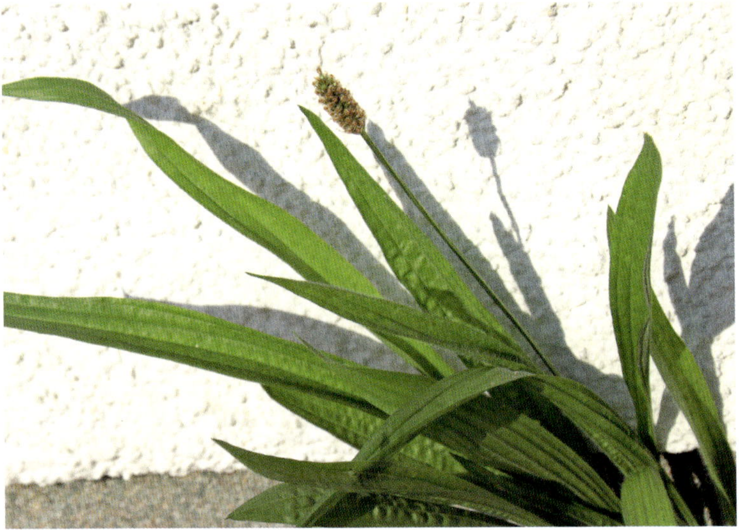

Der Spitzwegerich kommt dem Immunsystem zugute, er wirkt antibakteriell und entzündungshemmend.

Das Immunsystem kräftigen wir vor allem auch durch Bewegung an der frischen Luft, egal welches Wetter herrscht. Ist es kalt, zieht man sich vom Scheitel bis zur Sohle eben entsprechend warm an. Bei Sonnenschein kurbeln wir zugleich die Produktion von Vitamin D an. Im Herbst am besten zwischen 11 und 13 Uhr Sonne tanken. Im dunklen Winter darf etwas nachgeholfen werden (in der Apotheke gibt es hoch dosierte Vitamin-D-Präparate, oder Sie fragen Ihren Arzt danach).

Eine halbe Stunde täglich flott marschieren, bringt das Immunsystem in Schwung, der Stoffwechsel, die Verdauung und die Gelenke profitieren. Blutdruck, Blutzucker und Cholesterin glänzen bei der nächsten Kontrolle mit zufriedenstellenden Werten.

Ein gesundes Immunsystem hängt auch mit einem gesunden Darm zusammen. Womit wir wieder bei der Ernährung sind. Auch damit kann man sich gegen Krankheitserreger wappnen.

Eine ausgewogene Ernährung mit vielen Vitaminen und Mineralstoffen tut dem Immunsystem wohl. Und immer genügend trinken, das hält die Schleimhäute feucht und verhindert das Eindringen von Keimen bzw. fördert deren Ausscheidung.

Und nicht zuletzt: Wer entspannt ist, darf sich meist auch über ein funktionierendes Immunsystem freuen. Hektik, Stress und Angst sind kontraproduktiv, schwächen das Immunsystem und machen krank. Lebensfreude, Humor, aber auch Zufriedenheit und Dankbarkeit senken das Infektrisiko.

Einmal mehr stelle ich fest: Das Leben ist wesentlich schöner, wenn wir mit unserer geschenkten Gesundheit verantwortlich umgehen und sie erhalten. Wobei vorbeugen besser ist als heilen oder Schaden begrenzen.

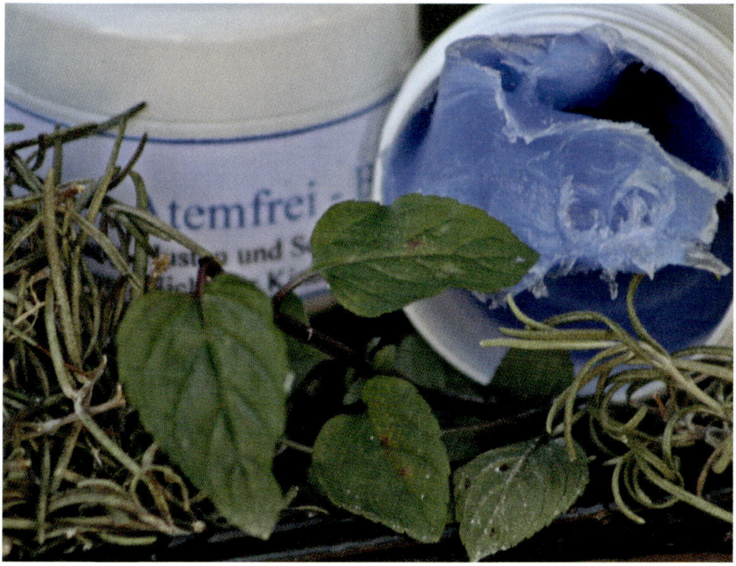

Eine Wohltat bei Erkältungen, der Atemfrei-Balsam.

Wasser als Lebenselixier – ergänzt mit Bitterstoffen

Ob innerlich oder äußerlich angewendet – Wasser ist ein Lebenselixier erster Güte. Wer genug trinkt, bleibt fit und kann Krankheiten vorbeugen. Die tägliche Trinkmenge kann jeder nach seinem Körpergewicht richtig berechnen: 30 ml pro Kilogramm Körpergewicht, einfacher geht es nicht.

Bei 60 Kilo Gewicht genügen täglich also 1,80 Liter Wasser und ungesüßte Getränke, bei 70 kg Gewicht sind theoretisch 2,1 Liter ausreichend. Sollte die Waage jedoch 100 kg anzeigen, wären schon 3 Liter Wasser täglich nötig, um den Flüssigkeitsbedarf des Körpers abzudecken.

Ich selbst trinke gern Wasser »mit Geschmack« und fördere damit zusätzlich die Gesundheit. Mein raffinierter Tipp: Einen Teelöffel echten Schwedenbitter ins Wasserglas geben. Zu Hause steht das gefüllte 0,5-Liter-Glas mit diesem leicht bitteren Getränk bereits nach dem Frühstück bereit. Am frühen Vormittag sollte die halbe Gesamtmenge verzehrt werden. Ebenso, wenn ich unterwegs bin: Ich gebe beim Wandern oder sonstigen Besorgungen einen Teelöffel Schwedenbitter in eine Halbliterflasche und fülle diese mit frischem Leitungswasser auf.

Mit diesem »Bitterkick« setze ich mehrere gesundheitsfördernde Maßnahmen gleichzeitig: das Durstlöschen; der Betriebsstoff für alle Organe, das Blut, wird gereinigt und verdünnt; Magen und Darm erleben eine Art Wohlfühlprogramm; die Bitterstoffe regen die Verdauung an, regulieren Blutzucker und Cholesterin; Bitteres macht gute Laune. Und in den herausfordernden Virenzeiten schaffe ich damit das Feuchthalten der Mundschleimhäute – dadurch können sich Keime, Viren und Bakterien nicht so leicht einschmuggeln.

Unter Wasser verstehe ich ausschließlich reines, klares Wasser. Kohlensäurehaltiges Mineralwasser beeinflusst den Darm ungünstig. Zuckerhaltige Getränke sind als Durstlöscher ebenso wenig geeignet, sie erzeugen vielmehr ein vorzeitiges Hungergefühl. Das lässt sich leicht verhindern, indem wir einfach darauf verzichten.

Dem Wasser als Lebenselixier kommt in diesen Zeiten noch eine besondere Bedeutung zu. Regelmäßiges Händewaschen ist eine gute Vorsorge gegen Krankheiten. Man spült damit Viren und Krankheitskeime einfach weg.

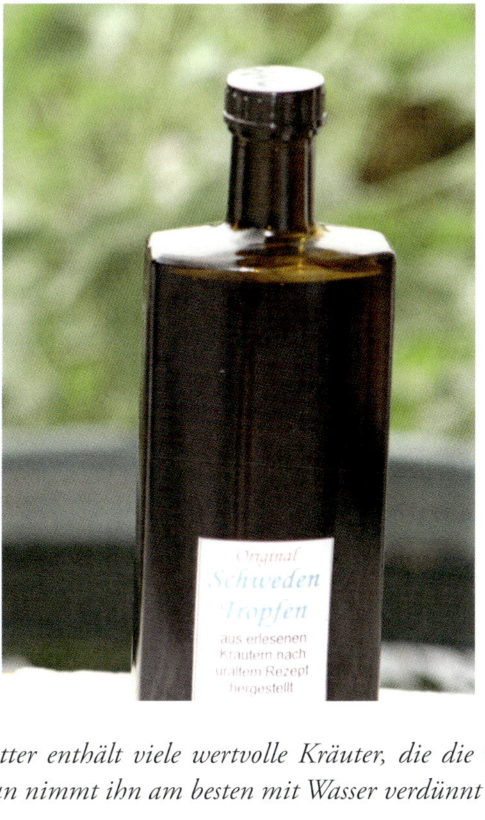

Schwedenbitter enthält viele wertvolle Kräuter, die die Gesundheit fördern. Man nimmt ihn am besten mit Wasser verdünnt ein.

Getrübter Zukunftsblick – mit Lichtblick

Haben wir es verlernt – oder noch niemals lernen müssen? Die Frage ist: Brauche ich den dauernden Lärm um mich herum, den übergroßen Burger, den Alkohol, die Zigaretten, das gefüllte Bankkonto oder das gute Ansehen tatsächlich zum Glücklichsein? Die liebevolle Pflege von Körper und Geist benötigt unbedingt Ruhephasen. Wir sind so wunderbar gemacht und sollten gut auf uns und unsere Gesundheit achten. Jeder einzelne Nerv, Muskel, Knochen, jede Zelle und die Organe brauchen Ruhe von den vielen Über und Drüber. In unserer Gesellschaft ist manches aus dem Lot geraten. Essen lockt an jeder Ecke, die Hektik treibt uns an, die digitale Welt ersetzt persönliche Beziehungen. Hier ein paar Schlagwörter, mit denen ich zum Nachdenken anregen möchte:

- Überernährung ... führt zu Diabetes
- Übergewicht ... führt zu hohem Blutdruck
- Überforderung ... führt zum psychischen Tief
- Überangebot ... verblendet in der Kauflust
- Überfürsorge ... macht unselbstständig
- Übersehen ... gedankenlos
- Überstunden ... stehlen das Familienleben
- Übereifer ... Bedürfnisse kommen zu kurz
- Überanstrengung ... endet in Erschöpfung
- Überreaktion ... schafft Unfrieden
- Überstürzt ... geht nicht gut aus
- Übergriff ... schutzlos ausgeliefert
- Übermüdung ... macht kraftlos
- Überfall ... höchstens von Besuchern erwünscht

- Überleben, Überwinden, Überdachung, Überfreude, Übernahme, Überraschung …

Das Gefühl, müde zu sein, ist heute häufig präsent. Die Sorgen und Probleme rauben die letzte Kraft. Wie ein verlorenes Schaf brauchen wir einen Hirten. Viele suchen ihn in Ersatzbefriedigungen und werden dadurch nur noch unzufriedener. Ich vertraue auf Gott, auf Jesus, er gibt mir immer wieder Kraft und lässt mich zur Ruhe kommen.

Im Psalm 23,1–2 heißt es: »Der Herr ist mein Hirte. Nichts wird mir fehlen. Er weidet mich auf grünen Auen und führt mich zu frischen Quellen.« Jesus gibt mir die Sicherheit, dass es mir an nichts fehlt, weder an Ruhe noch an saftigen Wiesen und frischem Wasser.

Wem folge ich? Der Terminflut und den Aufgaben, die mich erdrücken? An mir allein liegt die Entscheidung: Folge ich dem Druck der Gesellschaft oder meiner inneren Stimme? Ein Innehalten wird zum echten Ruhepol.

Gott ist kein Spielverderber – für den ihn manche halten – und schwierige, beinharte Zeiten sind auch keine Strafe Gottes. Diese haben wir uns meist selbst zuzuschreiben. Gott ist immer ein liebender, verzeihender Gott. Wir haben die Verpflichtung zur Menschlichkeit, einander beim Tragen des Rucksacks zu helfen.

Lasten gemeinsam tragen, dem anderen zuhören, bei leidvollen Erfahrungen trösten, Verantwortung mittragen, ein Lächeln, eine Umarmung, ein liebes Wort, eine nette Geste, das Gefühl, geborgen zu sein – all das ist mehr wert als jedes Geld der Welt.

Nehmen wir unseren Rucksack als Geschenk für unsere Lebenszeit an. Und geht einmal etwas über unsere Belastungsgrenze, sollten wir uns nicht schämen, Hilfe zu erbitten und dankbar anzunehmen. Wie oft glauben wir, unser Rucksack sei zu schwer für uns, und machen uns auf die Suche nach einem anderen Rucksack. Nehmen wir unseren Rucksack an, so wie er ist! Das ist der erste Schritt, ihn – unser Schicksal, unser Leben – zu stemmen.

Wir sind zum Leben geboren und mit allem ausgestattet, was wir zur Selbstheilung und zum Glücklichsein brauchen. Unser frohes Herz sollte nach außen strahlen und unsere Seele gern in unserem Körper wohnen.

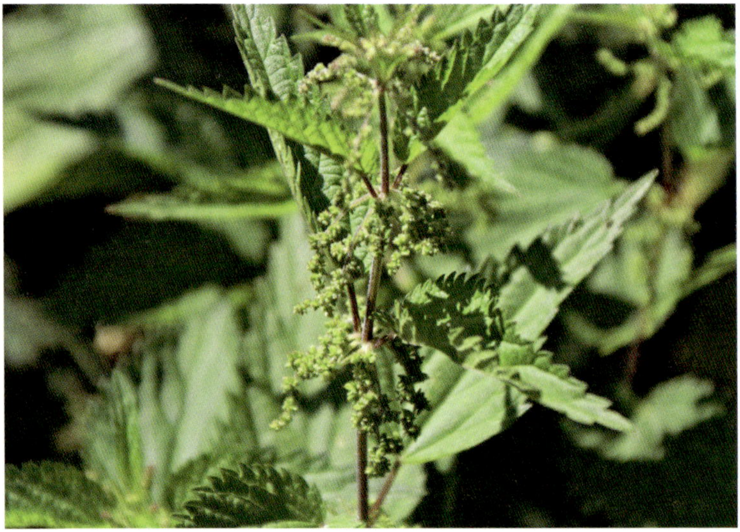

Die Brennnessel ist kein Unkraut, sondern eine Heilpflanze.

Tee-Empfehlung:

Brennnesseltee sollte in keiner Hausapotheke fehlen. Er ist vielseitig zum Wohl der Gesundheit einsetzbar. Täglich morgens eine Tasse, reinigt das Blut und macht fit.

Auch Brennnesselsamen sind sehr förderlich für das Wohlbefinden. Im Sommer frisch gepflückt, laden sie mit ihrem herrlich nussigen Geschmack zum Naschen ein.

Tipp: Brennnesselsamen aufs Butterbrot, ins Müsli oder über die Suppe streuen. Männer unterstützen damit nachhaltig die Prostata.

Veränderung beginnt zu Hause

Sagen Sie öfter – wenn möglich täglich – zu Ihrem Partner, Kindern, Freunden: »Ich mag dich, ich habe dich lieb, du bist mir wertvoll.« Damit öffnen Sie eine Tür und bekommen ein Lächeln zurück. Draußen in der großen Gesellschaft können wir wenig beeinflussen, aber bei uns zu Hause, in unserem Beziehungsumfeld sind wir ein Vorbild. Die Kinder lernen von uns, machen uns alles nach. Die Familie ist die kleinste, wichtigste Zelle der Gesellschaft. Wenn sie funktioniert, wirkt sich das auch auf vieles andere positiv aus.

Wenn ich mich umsehe, merke ich: Veränderungen in der Gesellschaft sind an vielen Ecken und Enden erforderlich. Wir werden immer mehr zu Sklaven unserer Lebensweise, unser Körper wird immer mehr Eigentum der Pharmakonzerne, weil sich Nahrungsmittel zu »Waffen« entwickelt haben. Wer sich ausführlicher informieren möchte, dem empfehle ich folgende Homepages: *www.codexalimentarius.net* und *www.global-health.org*.

Ein Beispiel für unsere Vereinnahmung und Manipulation durch die Industrie sind Fluoride, die wir gehäuft und oft unbewusst im Trinkwasser, in Zahncremen und im Kochsalz zu uns nehmen. Sie stehen unter anderem im Verdacht, unfruchtbar zu machen. Auch gibt es immer mehr gentechnisch veränderte Nahrungsmittel, sie wirken sich bei Mensch und Tier negativ auf den Stoffwechsel aus. Machen wir doch eine Kehrtwende und ernähren wir uns so einfach wie möglich, mit natürlich produzierten Lebensmitteln, am besten regional und saisonal.

Menschenleben, aber auch Tiere und Pflanzen sind Geschenke, die stets mit Ehrfurcht betrachtet werden sollten. Nicht zu vergessen die Selbstliebe (die nichts mit Egoismus zu tun hat): Ich – und niemand anders – bin verantwortlich, dass es mir gut geht. Anders gesagt: Achten Sie auf tägliche gute, gesunde Nahrung, ausreichend Bewegung und genügend Schlaf. Dies sind die Grundpfeiler für geistige und körperliche Gesundheit. Damit Körper, Seele und Geist sich wohlfühlen.

Nicht zu vergessen die Kraft der Natur, die in unseren Wild- und Heilkräutern steckt. Sie kann wesentlich zu Gesundheit und Wohlbefinden beitragen. Das Leben im Einklang mit der Schöpfung gibt Lebensinhalt, Sinn und Halt, es trägt uns durch schwere Krisen. In diesem Sinn haben wir auch die verantwortungsvolle Aufgabe, auf unsere Umwelt, die Natur, zu achten und sie zu schützen. Wir haben nur eine Erde, sie nährt uns, ist unsere Lebensgrundlage. Sie soll uns gesund erhalten und nicht krank machen.

Jeder muss für sich selbst entscheiden, was ihm die Gesundheit wert ist.

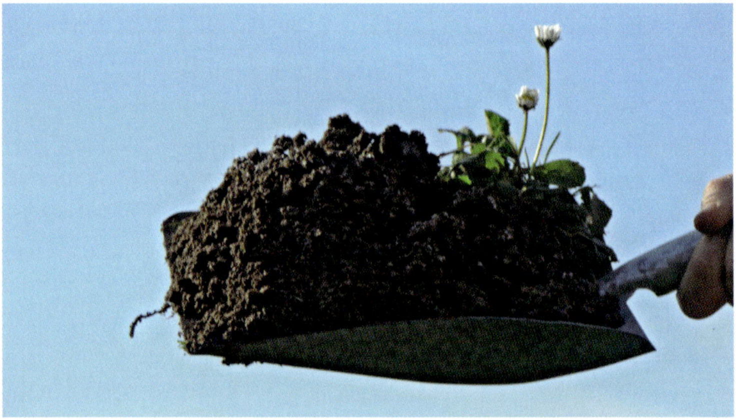

Mutter Erde ist unsere Lebensgrundlage. Auf sie sollten wir besonders achtgeben.

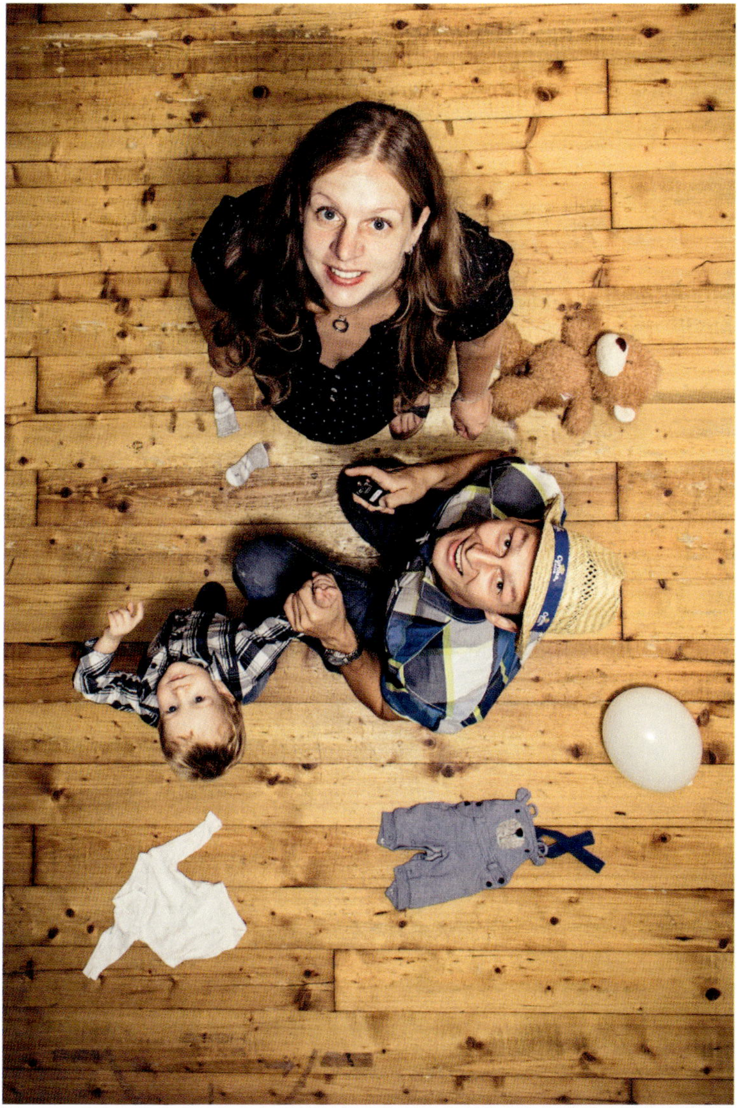

Eine glückliche Familie gehört zu unseren größten Wünschen im Leben. Achten wir auf unsere Beziehungen, sie sollten von Wertschätzung getragen sein.

Ein Segensspruch für dich

- Iss wenig und prüfe gut, was deinem Körper Kraft gibt. Trinke viel klares, reines Wasser.

- Sei stets ausgeschlafen und nimmt freudig das Wunder des Lebens wahr. Gott hat unser Gehirn und das Nervensystem konstruiert, das Knochengerüst, die Hände, die Füße, die Wirbeln, die Bandscheiben, die Venen und Arterien, die roten und weißen Blutkörperchen, das Herz, die Augen, die Ohren und den Mund, damit wir Danke sagen können.

- Empfange das Geschenk der innigen Liebe und gib dieses Gefühl der umhüllenden Geborgenheit weiter, wann und wo immer möglich und nötig. Du wirst es nie bereuen. Auf diese Liebe warten alle und jeder ist dieser Liebe wert.

- Vergiss nie dein Lachen, es ist so wunderbar.

- Was du tust, das tue ganz, mit all deinen Gaben und Talenten.

- Wenn deine Zeit um ist, so nimm Abschied. Lass die Dinge los und werde frei.

Jeder Tag in unserem Leben ist ein Geschenk und ein neuer Anfang.

Dankbarkeit

Ich freue mich, im Hier und Jetzt zu leben, weiterleben zu dürfen, und ich bin dankbar für die Vielfalt, die das Leben uns bietet.

Dankbarkeit war die erste Empfindung, als ich vier Wochen nach meinem schweren Radunfall aus dem Tiefschlaf erwachte. Ebenso, als ich kurz darauf wieder auf meinen eigenen Beinen stehen und zehn Meter weit gehen konnte – mehr recht als schlecht, gestützt auf einen Rollator und begleitet von zwei Therapeuten.

Mein erster Blick in den Spiegel – nach vier Wochen im Spitalsbett – zeigte eine kahl geschorene, bleiche Frau. Ich spürte spontan eine große innere Kraft in mir und wusste: Das ist nicht mein Leben, ich will wieder zurück in meines! Dieses Gefühl war aufregend und schön. Am nächsten Tag ging ich mit Unterstützung bereits vierzig Meter weit, im Treppenhaus erklomm ich den vierten Stock und auf dem Therapierad fuhr ich zehn Minuten lang. Es war ein neuer Anfang voll Dankbarkeit. Insgesamt drei Monate dauerte mein Aufenthalt im Krankenhaus und in der Rehaklinik.

Danke an meine Familie, die über einen Monat lang nur hoffnungslose, entmutigende Nachrichten aus dem Spital bekam. Und fernbleiben musste, da wegen der Corona-Pandemie keine Besuche erlaubt waren. Eine sehr schwierige, aufreibende Zeit für alle. Bei jeder telefonischen Nachfrage auf der Intensivstation hieß es: bestehende Lebensgefahr, die schwersten Folgeschäden seien zu befürchten – was sich zum Glück nicht bewahrheitet hat.

Dankbar bin ich den Intensivärzten, die mein Leben, das an einem seidenen Faden hing, durch ihre Entscheidungen und ihren Einsatz erhalten haben. Ein herzliches Danke auch an die Pflegekräfte und Therapeuten im Kepler Universitätsklinikum in Linz und im Neurologischen Therapiezentrum Gmundnerberg in Altmünster.

Danke für alle tief bewegenden, erfolgreichen, stärkenden Gebete und aufmunternden Genesungswünsche aus dem In- und Ausland.

Über die Autorin

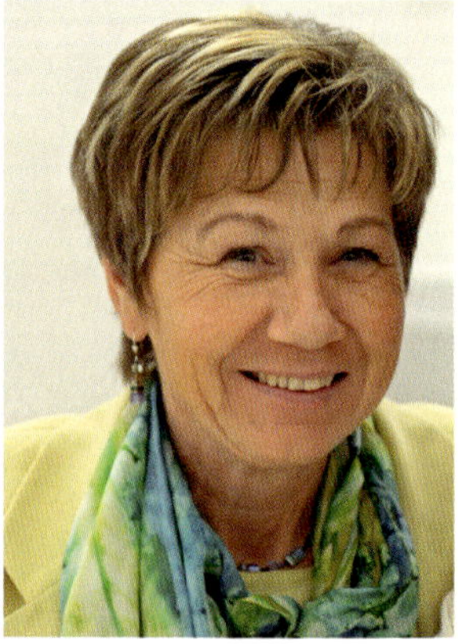

Karoline Postlmayr
Im Mai 2020, mitten in der ersten Coronawelle, hat sich das Leben von Karoline Postlmayr durch einen schweren Radunfall von einem auf den anderen Tag geändert. Sie lag mehrere Wochen im Koma und schwebte in Lebensgefahr. Es dauerte Monate, bis sie wieder in ihren gewohnten Alltag zurückfand.

Während ihrer Rehabilitationszeit schrieb sie dieses Buch. Es ist geprägt von den Erlebnissen und Erfahrungen in der bisher schwersten Zeit ihres Lebens. Es wäre nicht Karoline Postlmayr, würde sie nicht ihre Leser ermutigen und ermuntern, nie aufzugeben und bewusst und gesund zu leben – mit Hausverstand und den Schätzen, die die Natur uns bietet.

Die Kräuterexpertin ist hoch über dem Krems- und Steyrtal in Oberösterreich zu Hause. Genau hier findet sie das ganze Jahr über die wirksamsten Heilpflanzen gegen allerlei Krankheiten und Beschwerden. Innerhalb vierzig Jahren hat die vierfache Mutter einen reichen Heilpflanzen-Erfahrungsschatz angesammelt, den sie gern weitergibt. Bei ihren Kräuterwanderungen und Vorträgen in Österreich und Südtirol konnte sie bereits rund 100.000 Menschen für Heilkräuter-Anwendungen begeistern.

»Ich stehe fest dazu, dass alles, was vor der Haustür wächst, für mich zum Besten gedeiht. Heilpraktiker der vergangenen Jahrhunderte sind meine Lehrmeister, kombiniert mit aktuellen Studien von unabhängigen Experten«, sagt sie.

www.karolines-kraeuterschatz.at

WEITERS ERSCHIENEN

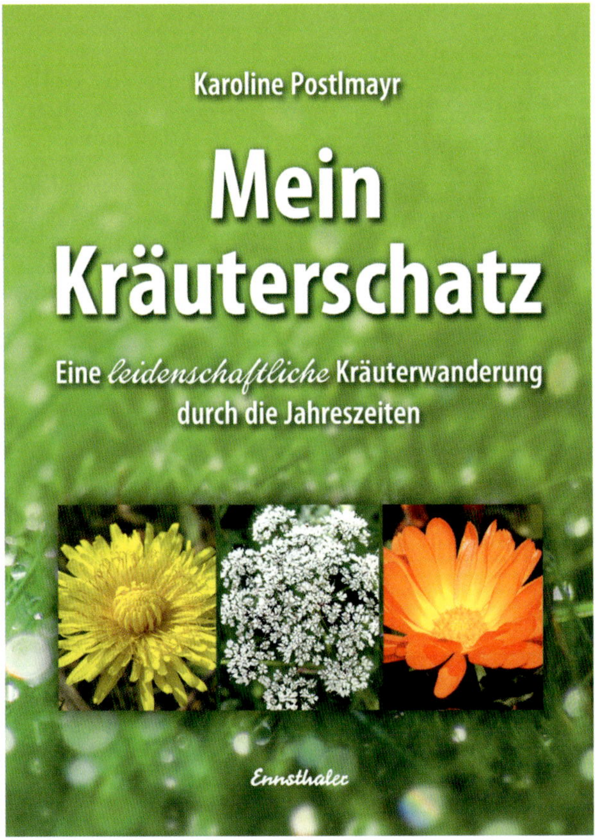

Karoline Postlmayr
Mein Kräuterschatz

144 Seiten, zahlreiche Farbfotos
Broschur, Format: 14,8 x 21 cm
ISBN 978-3-85068-840-6
E-Book: 978-3-7095-0086-6

ENNSTHALER VERLAG STEYR

WEITERS ERSCHIENEN

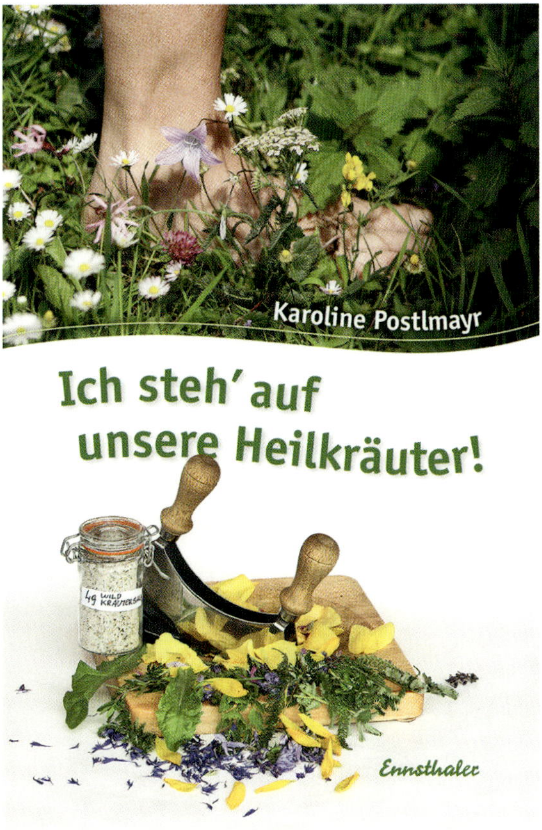

Karoline Postlmayr
Ich steh' auf unsere Heilkräuter!

152 Seiten, zahlreiche Farbfotos
Broschur, Format: 13,5 x 21 cm
ISBN 978-3-85068-914-4
E-Book: 978-3-7095-0087-3

ENNSTHALER VERLAG STEYR

WEITERS ERSCHIENEN

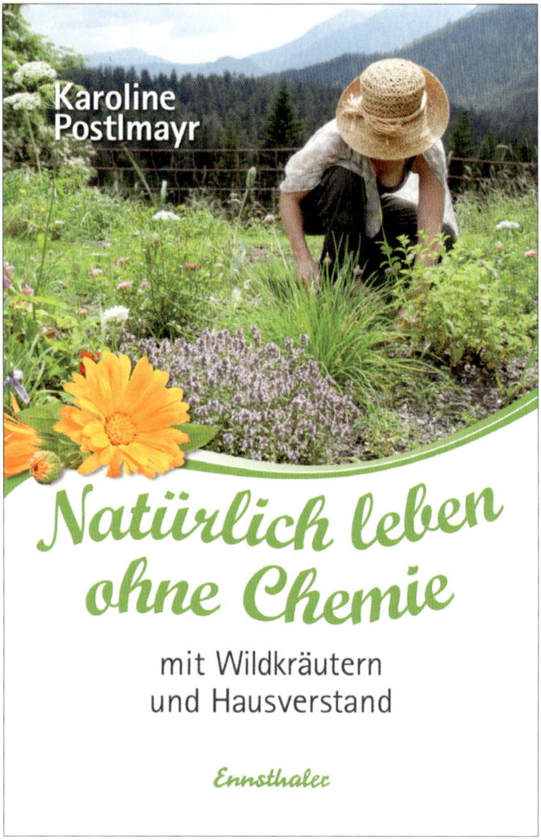

Karoline Postlmayr
Natürlich leben ohne Chemie

148 Seiten, zahlreiche Farbfotos
Broschur, Format: 13,5 x 21 cm
ISBN 978-3-85068-975-5
E-Book: 978-3-7095-0083-5

ENNSTHALER VERLAG STEYR